DAS IMPFSCHADEN-SYNDROM

Diagnose
Behandlung
Prävention

Tinus Smits

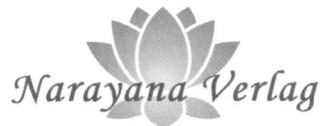

Narayana Verlag

Das Impfschaden-Syndrom
Tinus Smits

2. Auflage 2007
3. überarbeitete Auflage 2010
4. Auflage 2014
ISBN: 978-392-138370-4

Titel der englischen Original-Ausgabe:
"The Post-Vaccination Syndrome" 1997

Übersetzt von Rahel Ziskover
Überarbeitet von Marianne Baumann und Ingo Heine

Herausgeber:
Narayana Verlag, Blumenplatz 2, 79400 Kandern
Tel.: +49 7626 974 970-0
E-Mail: info@narayana-verlag.de
www.narayana-verlag.de

© 2006 Narayana Verlag

Das Umschlagsfoto erfolgt mit freundlicher Genehmigung
der SCHOTT AG, Mainz.

DAS IMPFSCHADEN-SYNDROM

In Gedenken an Tinus Smits
(1946-2010)

Betrachte die Fakten wie ein Kind, bereit,
jede vorgefasste Meinung aufzugeben und bescheiden
den Weg zu gehen, den die Natur uns zeigt, selbst wenn
er uns an schwindelerregende Tiefen geleitet;
sonst riskieren wir, nichts zu lernen.

T. H. Huxley

Inhaltsverzeichnis

Vorwort zur deutschen Ausgabe

Obwohl die deutsche Übersetzung dieser Broschüre seit fast zehn Jahren in losen Kopien in Deutschland im Umlauf ist, wird eine Veröffentlichung in Buchform wesentlich besser zur Verbreitung der Kenntnisse der Diagnose und der homöopathischen Behandlung mit potenzierten Impfstoffen beitragen. Erfreulicherweise gewinnt die Idee, dass eine direkte ursächliche Annäherung oft effektiver ist als der klassische Ansatz, mehr und mehr an Interesse. So führt die Behandlung die Patienten schrittweise zu einem ausgeglicheneren Leben. Die Methode ist einfach und sehr effektiv und erzielt wunderbare und überzeugende Ergebnisse.

Ein anderer großer Vorteil dieser Methode ist ihr Nutzen als diagnostisches Hilfsmittel. Wenn sich ein Patient oder eine Patientin von Symptomen, die nach einer bestimmten Impfung aufgetreten sind, durch die Gabe einer homöopathischen Verdünnung genau dieses Impfstoffes wieder erholt, so ist damit nach dem Gesetz, Gleiches durch Gleiches zu heilen, der Beweis erbracht, dass die Impfung für die Symptome verantwortlich war. Die erfolgreiche Behandlung mit diesen potenzierten Impfstoffen hängt auch davon ab, dass man mehr als eine Potenz gebraucht und die Heilmittel wiederholt. Da die Energie des Patienten auf verschiedenen energetischen Ebenen gestört ist, ist die Gabe einer einzigen Potenz nicht ausreichend. Manchmal setze ich auch tiefere Potenzen wie 6K und 12K ein; auch höhere Potenzen wie LMK gebrauche ich, wenn keine vollständige Heilung erfolgt ist. Zumeist besteht der erste Schritt jedoch in der mehrmaligen Wiederholung einer Abfolge von Potenzen, so lange der Heilungsprozess bei jeder Mittelgabe fortschreitet.

Nachdem die Impfschädigung wieder ausgeglichen ist, manifestiert sich sehr oft ein deutliches homöopathisches Bild, und die Behandlung kann, wenn nötig, ohne jegliche Unklarheit erfolgreich fortgesetzt werden.

Tausende von Kindern und Erwachsenen wurden inzwischen mit Erfolg behandelt und geheilt. Die Krankheitsbilder umfassen schwere und leichtere Erkrankungen wie Epilepsie, Autismus, chronisches Müdigkeitssyndrom, Allergien, Entwicklungs- und Verhaltensstörungen, Asthma, chronische Ohrinfektionen, Bronchitis, Ekzeme usw. Die Erfolgsrate von solchen Behandlungen ist sehr hoch.

In den letzten zehn Jahren hat sich bei der Entgiftungsmethodik von Impfungen in erster Linie der Zeitplan geändert. Ich verabreiche nur noch selten vier Potenzen in vier Tagen. Meistens verabreicht man nun den ersten Block innerhalb von vier Wochen, jede Potenz zweimal. Wird das Behandlungsschema wiederholt, wende ich zumeist einen kürzeren Zeitrahmen an, jede Potenz zweimal in zwei Wochen.

Schließlich hoffe ich, dass die Veröffentlichung dieser Broschüre einen Beitrag zur schnellen und reibungslosen Heilung all derer leisten kann, die an Impfschäden leiden. Wenn wir die medizinische Welt auf die Nebenwirkungen von Impfungen aufmerksam machen wollen, müssen wir zuerst die Eltern und Patienten informieren. Jeder Homöopath sollte es sich zur Aufgabe machen, die gute Nachricht zu verbreiten, dass das Impfschaden-Syndrom heilbar ist.

Tinus Smits
Holland, im Februar 2006

Vorwort zur englischen Ausgabe

In den letzten Jahren ist das sogenannte Impfschaden-Syndrom eine häufig gestellte Diagnose in meiner täglichen Praxis geworden. Im Laufe der Zeit habe ich eine effiziente Methode gefunden, dieses Syndrom zu behandeln. Darum sehe ich es auch als meine Pflicht an, dies anderen mitzuteilen, seien es Ärzte, Eltern oder anderweitig Betroffene oder Interessierte. Im Bewusstsein der Tragweite dieser neuen Diagnose und der Brisanz der Thematik habe ich diese Broschüre mit aller Sorgfalt zusammengestellt.

Im Vorfeld dieser Veröffentlichung haben einige Fachleute, Ärzte und Eltern formale wie inhaltliche Kritik geäußert, die zu einer erheblichen Überarbeitung des vorliegenden Textes geführt hat, ohne jedoch vom Kern der Aussage abzuweichen.

Ihnen allen möchte ich meinen herzlichen Dank für ihre Bemühungen aussprechen, wobei ich die Folgenden namentlich nennen möchte: Dr. Yvonne Pernet, Kinderärztin; Peter Guinée, klassischer Homöopath; Dr. Noor Prent-Tromp, Kinderärztin für Säuglinge und Kleinkinder; Dr. Adriaan van de Sande und Dr. Martin Wyers, Hausärzte; Dr. José Vermeulen und Dr. Hans Reijnen, homöopathische Ärzte; die Eltern Ellen und Johan Huiskes, Bart und Marjet van Poppel, Wil und Yvonne Wijers, Wilma Bloemsma; und ‚last but not least' meinen Sohn Gaël, der inzwischen Arzt geworden ist.

Widmen möchte ich diese Broschüre all den Kindern, die Folgeschäden aufgrund von Impfungen erlitten haben, ob der Zusammenhang nun erkannt wurde oder unerkannt blieb und ihren Eltern, die bislang mit Ungewissheit und unbeantworteten Fragen leben mussten. Hoffentlich kann diese Broschüre dazu beitragen, unnötiges Leid zu verhindern und das Tor zu einer effektiveren Prävention und Behandlung des Impfschaden-Syndroms zu öffnen.

Tinus Smits
Holland, im Mai 1998

Zusammenfassung

Zielsetzung

Die Etablierung eines neuen, medizinischen Syndroms*, des Impf-schaden-Syndroms (ISS), sowie die Vorstellung der Diagnostik, Behandlungsmethode und Prävention.

Vorgehensweise

Die Erkenntnisse sind das Resultat jahrelanger, sorgfältiger Beobachtung dieses Krankheitsbildes durch Gespräche mit Eltern sowie mit Patienten und beruhen auf langjähriger Erfahrung in der Behandlung und Prävention

Methode

Es wurde die homöopathische Methode angewendet. Zur Diagnosestellung, Behandlung und Prävention wurden sorgfältig potenzierte* Impfstoffe benutzt.

Ergebnisse

Beim Einsatz potenzierter Impfstoffe wurden sowohl diagnostisch als auch therapeutisch zuverlässige und effektive Resultate erzielt. Diese Methode kann daher zur Klärung des oft quälenden Zweifels, ob ein ISS vorliegt oder nicht, angewendet werden. Mehr als 30 Krankengeschichten erläutern dies.
Inwiefern die Gabe von potenzierten Impfstoffen zur Verhütung von Impfschäden bei den Impfungen zu nachweisbaren Ergebnissen führt, müsste in einer Doppelblindstudie* aufgezeigt werden.

* Erklärung s. S. 74/75

Empfehlungen

Die aus genauer Beobachtung und unter Nutzung potenzierter Impfstoffe gewonnenen Erkenntnisse haben zu einigen Empfehlungen in
bezug auf das niederländische Impfverfahren geführt. Sie werden
im Kapitel „Empfehlungen" dargelegt.

Schlussfolgerung

Der Diagnose „Impfschaden-Syndrom" sollte innerhalb der Kinder-
heilkunde grosse Beachtung geschenkt werden, zumal die Krankheit mittels der in dieser Broschüre beschriebenen Anwendung von
potenzierten Impfstoffen sehr gut heilbar ist.

Einführung

Mein Interesse am Impfen und an der Behandlung auftretender Nebenwirkungen stammt aus der Zeit, in der meine Kinder noch klein waren, vor etwa zwanzig Jahren. Seitdem habe ich Informationen und Materialien gesammelt und – vor allem in den letzten zehn Jahren – Erfahrungen aus meiner Praxis aufgezeichnet.

Dass nach Impfungen chronische Beschwerden auftreten können, ist in der Homöopathie seit der ersten Pockenimpfung im 19. Jahrhundert bekannt.

In der Homöopathie galt dafür über Jahre hinweg Thuja als das Heilmittel, von dessen Wirkungskraft ich jedoch enttäuscht war. Vor ungefähr zehn Jahren fiel dann das Buch „La médecine retrouvée" von meinem Kollegen Jean Elmiger[3] in die Hände, was mich dazu brachte, meine Behandlungsmethode von Krankheitserscheinungen nach Impfungen grundlegend zu ändern und allmählich verschwand das Gefühl der Machtlosigkeit. Die beschriebene Methode war einfach und sowohl für die Therapie als auch zur Vorbeugung leicht anzuwenden.

Ich gewöhnte mir an, bei jedem Kind nach Impfungen zu fragen und oft geschah es, dass Mütter erleichtert reagierten, da sie von Anfang an diesbezügliche Vermutungen hatten, ihnen jedoch nicht geglaubt wurde. Jeglicher Zusammenhang zwischen Impfung und Folgebeschwerden wurde abgestritten.

Es hat sich gezeigt, dass Impfungen viel mehr Nebenwirkungen haben, als bisher angenommen wurde. Impfstoffe setzen sich ja aus abgeschwächten, getöteten oder aufgespaltenen Krankheitserregern oder Giften zusammen sowie Zusätzen, die immer mit Verunreinigungen beispielsweise durch Aluminiumphosphate, Aluminiumhydroxyd, Neomycin, Thiomersal (eine Quecksilberverbindung), Formaldehyd, 2-Fenoxyethanol oder Hühnereiweiß einhergehen.

Dass Impfungen tatsächlich akute oder chronische gesundheitliche Schwierigkeiten verursachen können, möchte ich in meinen weiteren Darlegungen aufzeigen.

Ich freue mich, allen Ärzten, Eltern, Patienten und anderweitig von Impfungen und deren Folgen Betroffenen, diese Broschüre präsentieren zu können.

Der Reihenfolge nach werde ich folgende Themen besprechen:
Das Impfschaden-Syndrom, die homöopathische Methode, die Diagnosestellung, Behandlungsmöglichkeiten des ISS, Dosierungsvorschriften, Vorbeugungsmaßnahmen, Herabsetzung der allgemeinen körperlichen Abwehrkräfte, Forschungsvorschläge, Empfehlungen für das gebräuchliche Impfverfahren und Schlussfolgerungen.
Im Interesse einer guten Lesbarkeit habe ich die Krankengeschichten soweit wie möglich in einem gesonderten Kapitel behandelt, auf das ich dann jeweils hinweise.

Beschreibung des Impfschaden-Syndroms

Die Krankheitserscheinungen, die unter das Impfschaden-Syndrom (ISS) fallen, stammen aus zwei Quellen: Viele Symptome stammen aus der einschlägigen Literatur, andere Symptome stammen aus meinen eigenen Beobachtungen. Es gilt hierbei der Grundsatz: Wenn ein Symptom nach einer bestimmten Impfung entstanden ist und erst nach Verabreichung des potenzierten Impfstoffes wieder verschwindet, wurde es durch diese Impfung verursacht. Beim Impfschaden-Syndrom (ISS) gibt es einen akuten und einen chronischen Zustand. Zur akuten Form gehören vor allem: Fieber, Krämpfe, Geistesabwesenheit, Encephalitis und/oder Hirnhautentzündungen, Schwellungen an der Einstichstelle, keuchhustenartiger Husten, Bronchitis, Durchfall, übermäßige Schläfrigkeit, häufiges, untröstliches Weinen, durchdringendes, schrilles Schreien (cri encéphalique), Ohnmacht bzw. Schock, Lungenentzündung, Tod, plötzlicher Kindstod (seitdem in Japan die Keuchhustenimpfung erst mit zwei Jahren vorgenommen wird, ist der plötzliche Kindstod so gut wie verschwunden[1]).

Nach genauem Studium und Aufzeichnung der Krankheitsfälle kommen wir zur folgenden Umschreibung des chronischen Impfschaden-Syndroms: Erkältungen, gelblicher oder grünlicher Nasenschleim, Augenentzündungen, Verlust des Blickkontaktes, Schielen, Mittelohrentzündung, Bronchitis, Auswurf, Husten, Asthma, Ekzeme, Allergien, Gelenkentzündungen, Müdigkeit und Kraftlosigkeit, übermäßiger Durst, Diabetes, Durchfall, Verstopfung, Kopfschmerzen, Schlafstörungen mit nächtlichem Aufschrecken, Epilepsie, Überstreckung des Rückens, Muskelverkrampfungen, Benommenheit, Konzentrationsschwierigkeiten, Gedächtnisverlust, Wachstumsstörungen, Koordinationsstörungen, Entwicklungs- und Verhaltensstörungen wie Unruhe, Aggressivität und Reizbarkeit; Stimmungsschwankungen, Unausgeglichenheit, Verwirrung, Verlust der Willenskraft, geistige Stagnation, ADHS, Autismus.

Diese Liste ist per Definition unvollständig, weil Impfschadensymptome sehr unterschiedlicher Natur sein können. Das Symptom an sich ist meistens nicht der wichtigste Hinweis für die Diagnose, sondern der Zeitpunkt des Auftretens.

Außerdem ist es nicht möglich, bestimmte Mehrfachimpfungen, wie die DPTP- oder DTP-Impfung*, die MMR-Impfung* oder die HIB-Impfung*, für spezifische Symptome des Impfschaden-Syndroms verantwortlich zu machen. Man muss davon ausgehen, dass praktisch jede Impfung die oben aufgeführten oder andere Symptome verursachen kann.

Es lässt sich auch keine eindeutige Grenze ziehen zwischen akuten und chronischen Krankheitserscheinungen, weil akute Symptome oft der Anfang chronischer Leiden sind.

Wenn jemand keine direkte oder akute Reaktion auf eine Impfung gezeigt hat, bedeutet das nicht, dass die Impfung nicht die Ursache von chronischen Beschwerden sein kann. Das Krankheitsbild tritt meistens erst nach ein bis zwei, manchmal sogar erst nach mehreren Wochen deutlich zutage. Deshalb ist die Ablehnung der Diagnose ISS bei chronischen Krankheitserscheinungen aufgrund eines zu langen Zeitraumes zwischen Impfung und Symptom grundlegend falsch. Ellen, Fall 24, ist hierfür ein lebendes Beispiel. Oft ist es auch erst eine der Wiederholungsimpfungen, die auf einmal Probleme verursacht. Ein Beispiel hierfür ist Jürgen, Fall 14.

Die homöopathische Methode

Sowohl Diagnose und Behandlung als auch Prävention basieren auf der homöopathischen Methode, weshalb ein Basiswissen der Homöopathie nötig ist.

Die Homöopathie wurde vor zweihundert Jahren durch den Deutschen Samuel Hahnemann entdeckt und weltweit verbreitet. Sie beruht auf dem Ähnlichkeitsprinzip, das besagt, dass das Krankheitsbild des Patienten und das Bild des anzuwendenden Mittels übereinstimmen müssen. Die sogenannten Arzneimittelbilder sind in der materia medica beschrieben. Das homöopathische Heilmittel behandelt die tiefliegende energetische Störung, welche die Ursache der Krankheitsanzeichen ist. Körperliche Beschwerden können ja nur dann chronisch werden, wenn der injizierte Stoff – wir beschränken uns hier auf die Impfproblematik – eine energetische Störung verursacht hat, oder wenn ein direkter Gewebeschaden vorliegt.

Die Substanz selbst wird durch den Körper schnell wieder ausgeschieden und kann nur bei einem Gewebeschaden die Ursache anhaltender Beschwerden sein.

Materielle Mittel sind zu grobstofflich, um gezielt die aus dem Gleichgewicht geratene Energiebalance wiederherstellen zu können. Darum werden in der Homöopathie potenzierte Mittel benutzt. Als Grundstoff für die Behandlung vom ISS nehmen wir den Impfstoff, verdünnen ihn im Verhältnis 1:100 mit sauberem Wasser und verschütteln ihn danach hundertmal kräftig (Potenzierung).

So entsteht die 1K- oder C1-Potenz. Dann wird wiederum ein Hundertstel mit neunundneunzig Hundertsteln Wasser gemischt und hundertmal potenziert, und so entsteht die 2K- oder C2-Potenz. Wird immer dasselbe Reagenzglas benutzt (Einglasmethode), spricht man von einer Korsakov-, bzw. K-Potenz. Von einer centesimalen Hahnemannschen Potenz (CH- oder C-Potenz) sprechen wir, wenn bei jeder Verdünnung ein neues Reagenzglas genommen wird. Diesen Vorgang dreißig Mal zu wiederholen, führt zu einer

30K- oder C30-Potenz.

Um eine Krankheit völlig zu beseitigen, ist es oft notwendig, Heilmittel verschiedener energetischer Niveaus zu benutzen. Je höher die Potenz, desto feinstofflicher ist das Mittel.

Versuche ergaben, dass bestimmte Potenzen besonders wirkungsvoll sind: 30K, 200K, MK (1000K) und XMK (10.000K), und zwar eine nach der anderen. Ich benutze immer K-Potenzen, aber C-Potenzen führen zum selben Ergebnis.

Wenn nicht im Verhältnis 1:100, sondern im Verhältnis 1:10 verdünnt wird, nennt man diese Potenz dezimale oder D-Potenz. Diese wird in den Niederlanden und in Deutschland auch häufig angewandt.

Eine 30K- oder C30-Potenz könnte man folgendermaßen definieren: ein rein energetisches Mittel, das dreißigmal 1:100 verdünnt ist (100^{-30}) und dreißigmal hundert Mal (100^{30}) potenziert ist.

Ist eine Impfung die Ursache eines Krankheitsbildes bei einem Patienten, ist derselbe homöopathisch potenzierte Impfstoff das adäquate Heilmittel (Similimum) das sowohl für die Therapie als auch als diagnostisches Mittel genutzt werden kann.

Allgemeingültiges Prinzip

Wie kommt es, dass die homöopathische Potenzierung eines Impfstoffes, der Beschwerden verursacht hat, diese wieder beseitigt?

In Wahrheit ist der Impfstoff ursächlich für das Leiden, und von Beginn an wurden in der Homöopathie potenzierte Krankheitserreger als Heilmittel genutzt.

Mittel wie Tuberculinum (Tuberkulose), Syphilinum (Syphilis) und Medorrhinum (Gonorrhöe) wurden schon im 19. Jahrhundert mit Erfolg angewendet und sind bis heute viel genutzte Arzneimittel in der Homöopathie. Wenn Beschwerden einmal die energetische Ebene erreicht haben – wir sprechen dann von chronischen Beschwerden – ist es möglich, die Störung mit dem potenzierten

Krankheitserreger (dem homöopathischen Arzneimittel) wieder zu beseitigen. Solche Beschwerden können nicht nur durch Impfungen verursacht werden, sondern auch durch andere Medikamente. Die Krankheitsgeschichte von Peter, Fall 9, ist ein gutes Beispiel dafür. Auch natürliche Krankheitserreger wie Windpocken, Grippe, Pfeiffer'sches Drüsenfieber, Cytomegalie virus* usw. können chronische Krankheitszustände verursachen, lange, nachdem die eigentliche Krankheit verschwunden ist, s. Fall 10, Henri.

Diagnose

Die Diagnosestellung des ISS stützt sich hauptsächlich auf sorgfältige Befragung des Patienten oder seiner Eltern. Wenn die Beschwerden zum Zeitpunkt einer Impfung oder danach einsetzen, muß der Arzt die Diagnose eines Impfschaden-Syndroms ernsthaft in Betracht ziehen. Es sollte zunächst einmal eine Behandlung vorgenommen werden, wie sie in dieser Broschüre beschrieben wird, um eine endlose Reihe von Untersuchungen und Therapieversuchen zu vermeiden. Bei positivem Ergebnis bestätigt sich der Verdacht auf ISS. Erst wenn der Patient überhaupt nicht auf die vorgenommene Behandlung anspricht, muss eine andere Diagnose gestellt werden.

Wie schwierig dieser Prozess sein kann, zeigt der folgende Fall.

Fall 1
Lukas, Anfang November 1994 geboren, bekommt am 15. Februar 1995 seine erste Mehrfachimpfung gegen Diphterie, Keuchhusten, Tetanus und Polio sowie HIB. Ein paar Tage später wird er zum ersten Mal krank, er ist kurzatmig und hat eine pfeifende Atmung. Der Hausarzt verschreibt Bricanyl* und Clamoxyl*, aber Lukas spricht darauf nicht gut an und bekommt daraufhin noch eine zweite Kur Clamoxyl. Am 11. April sind seine Lungen endlich wieder frei, und er bekommt die zweite DPTP/HIB-Impfung. Zwei Tage später bekommt er Durchfall, der eine Woche anhält, wofür der Hausarzt

Dioralyte* verschreibt. Am 11. Mai erfolgt die dritte DPTP/HIB-Impfung, und am 16. Mai wird Lukas wieder kurzatmig, woraufhin der Hausarzt wieder Clamoxyl und auch Deptropine* verordnet. Lukas wird davon nicht wieder gesund und bekommt Mitte Juni Atrovent* und Erythromycin*. Am 23. Juni bekommt er erneut Erythromycin mit Zaditen*, und am 13. Juli, nach vier Monaten Beschwerden, wird der Kinderarzt aufgesucht. Dieser stellt auch keine Diagnose und empfiehlt, die Medikation zu stoppen. Daraufhin gesundet Lukas allmählich. Am 21. November erfolgt die vierte Impfung. Am 26. November bekommt Lukas Schnupfen, beginnt zu husten und bekommt Atemnot. Lukas ist an einem Wochenende zu Besuch bei seinen Großeltern in einer anderen Stadt. Dort wird der diensthabende Arzt aufgesucht, der mit ziemlicher Gewissheit die Diagnose ISS stellt und das Kind zu mir überweist. Am darauffolgenden Montag sehe ich Lukas, der Atemnot hat und völlig verschleimt ist. Ich verschreibe DKTB/HIB-30K als wässrige Lösung. Innerhalb von vierundzwanzig Stunden nimmt die Atemnot bedeutend ab. Er hat noch ein paar Tage Husten mit Auswurf und in der folgenden Woche löst sich die Verschleimung völlig. Um die Impffolgen völlig zu beseitigen, bekommt er noch eine ganze Serie potenzierter Impfstoffe, von der 30K- bis zur XMK-Potenz, an vier aufeinanderfolgenden Tagen. Seither, d.h. in einem neunmonatigen Beobachtungszeitraum, ist Lukas nicht mehr krank gewesen.

Diese Methode bietet durch ihr großes Maß an Sicherheit und Effektivität eine ausgezeichnete Möglichkeit, die Ursache bestimmter Beschwerden herauszufinden. So kann Schritt für Schritt untersucht werden, welcher Impfstoff, welche Medizin oder welche Krankheit Symptome verursacht hat. Auf diese Weise kann auch der Grund der vieldiskutierten sogenannten Legionärskrankheit ermittelt werden, einem Syndrom, dem viele junge Soldaten zum Opfer gefallen sind, und für das die herkömmliche Medizin weder eine gute Diagnostik kennt, noch eine wirksame Therapie bereit hält. Der Fall von Johan, einem neunzehnjährigen Marinesoldaten, ist ein deutliches Beispiel für den Verlauf eines solchen diagnostischen und therapeutischen Prozesses (siehe Fall 12).

Behandlung

Die Behandlung des Impfschaden-Syndroms geschieht mit dem potenzierten Impfstoff. Die beste Methode bei chronischem ISS besteht darin, das Heilmittel in vier verschiedenen Potenzen an vier aufeinanderfolgenden Tagen zu verabreichen. Am ersten Tag soll eine 30K-, am zweiten Tag eine 200K-, am dritten Tag eine MK- und am vierten Tag eine XMK-Potenz eingenommen werden, und zwar läßt man jedesmal etwa 10 Globuli von einem Millimeter Durchmesser im Munde zergehen. Die Kügelchen lösen sich innerhalb einer Minute vollständig auf. Es ist empfehlenswert, eine halbe Stunde vor und nach der Einnahme nichts anderes zu sich zu nehmen, sich auch nicht die Zähne zu putzen, so dass das Mittel in Ruhe seine Wirkung entfalten kann.

Wenn nach einer der vier Potenzen eine Erstverschlimmerungsreaktion auftritt, soll mit der nächsten Potenz gewartet werden, bis die Reaktion vorüber ist. Dann wird zunächst dieselbe Potenz noch einmal verabreicht. Wenn nötig, wird dieses Verfahren so lange wiederholt, bis keine Reaktion mehr auftritt, was meistens nach ein oder zwei Mal der Fall ist. Danach wird die Serie fortgesetzt.

Gegebenenfalls kann eine sehr heftige Reaktion mit einer 30K-Lösung behandelt werden, wobei etwa 10 Globuli in einem halben Glas Wasser aufgelöst werden. Ein bis zwei Tage lang gibt man davon jede Stunde einen Schluck oder einen Teelöffel voll.

Die am häufigsten auftretende Reaktion ist Fieber, das keiner weiteren Behandlung bedarf. Handelt es sich um ein geschwächtes Kind, zum Beispiel infolge einer schweren Störung durch den Impfstoff, oder wenn Sie eine heftige Reaktion erwarten, kann von vornherein jede Potenz im Abstand von einer Woche gegeben werden. Im Falle einer heftigen Reaktion auf eine bestimmte Potenz kann diese ein Mal wöchentlich so lange verabreicht werden, bis keine deutlich wahrnehmbare Reaktion mehr erfolgt. Sind die Beschwerden nach drei Wochen nicht völlig überwunden, kann die ganze

Serie noch einmal gegeben werden. Dieses Vorgehen wird so oft wiederholt, bis alle Beschwerden völlig verschwunden sind. Meistens sind dafür eine bis maximal drei Serien ausreichend.

Bei akuten Beschwerden ist die Behandlungsmethode im Prinzip dieselbe, mit dem Unterschied, dass wir in akuten Fällen, wie oben beschrieben, lieber eine wässrige Lösung von 30K oder 200K geben. Davon wird dann ein paar Tage lang jede Stunde ein Schlückchen genommen oder ein Teelöffel voll gegeben. Drei Tage sind meistens ausreichend. Siehe auch Ragma, Fall 13.

Auch wenn das ISS schon jahrelang besteht, kann es noch erfolgreich behandelt werden, wie in Fall 19 und 20 gezeigt wird, wo die Beschwerden 11 bzw. 17 Jahre andauerten. In beiden Fällen konnten die Symptome so gut wie vollständig beseitigt werden.

Prävention

In der Homöopathie wurde und wird manchmal noch heute empfohlen, Thuja C30 vor einer Impfung zur Prävention zu verabreichen. Ich habe weniger gute Erfahrungen damit gemacht und die Wirksamkeit dieser Methode nicht bestätigen können. Die Kinderärztin Dr. Pernet hat jahrelang allen Eltern der Kinder, die sie impfte, Thuja C30 empfohlen. Als sie zu der präventiven Gabe von potenzierten Impfstoffen überging, war das Resultat eindeutig: Es traten nachweislich weniger Nebenwirkungen bei den Impfungen auf. Tatsächlich erreicht man einen Schutz auf energetischem Niveau, der der Störung durch den Impfstoff besser widersteht. Der Organismus wird sozusagen vor den anrückenden, „künstlichen" Krankheiten gewarnt und kann besser im Gleichgewicht bleiben. Chronische Beschwerden können ja nur dann entstehen, wenn eine energetische Störung auf tieferer Ebene auftritt.

Die Methode funktioniert folgendermaßen: Geben Sie zwei Tage vor der Impfung (zum Beispiel DPTP) etwa 10 kleine Kügelchen

(Globuli) des potenzierten Impfstoffes in einer 200K-Potenz. Dies wiederholen Sie nach der Impfung am selben Tag. Die Kügelchen bestehen aus Milchzucker und lösen sich im Mund schnell auf. Falls unmittelbar keine weitere Impfung vorgenommen wird, empfiehlt sich nach einem Monat die Gabe des potenzierten Impfstoffes an vier aufeinanderfolgenden Tagen (30K, 200K, MK und XMK), um eventuelle tieferliegende energetische Störungen zu beheben. Treten trotz dieser vorbeugenden Maßnahmen dennoch Beschwerden auf, was natürlich nicht völlig auszuschließen ist, sollte im akuten Stadium drei Tage lang eine Lösung der 200K-Potenz und nach ein paar Wochen die ganze Serie gegeben werden; siehe Lisette, Fall 15.

Herabsetzung der allgemeinen körperlichen Abwehr

Die körpereigene Abwehr gegen bestimmte Erkrankungen kann durch eine Impfung gesteigert werden, was ja offensichtlich erwünscht ist. Es kann jedoch genausogut der gegenteilige Fall eintreten und die gesamte Abwehr zusammenbrechen.

Wir erleben dann, dass bei Kindern, die sich zuvor bester Gesundheit erfreuten, nach der Impfung plötzlich verschiedenste Infektionen ausbrechen oder solche, bei denen sich bereits vorbestehende Erkrankungen erheblich verschlechtern. Die Lungenentzündung von Ragma (Fall 13) ist hierfür ein gutes Beispiel. Eine geschwächte Abwehr manifestiert sich oftmals in chronischen Erkältungen, Mittelohrentzündungen und Bronchialerkrankungen (Halsentzündungen, Bronchitis, Lungenentzündung). Im Allgemeinen wird der Hausarzt oder Kinderarzt Antibiotika verschreiben. In derartigen Fällen ist die Abwehrschwäche bereits erkennbar: Antibiotika scheinen weniger wirksam zu sein, und es müssen mehrere Kuren aufeinander folgen. Selbst dann dauern die Infektionen häufig Wochen oder sogar Monate an. Überdies kann wiederholte antibiotische Behandlung die körpereigene Abwehr zusätzlich schwächen.

Diese Schwächung kann möglicherweise auf eine Verlagerung des Abwehrmechanismus der zellulären Ebene, unterstützt durch weisse Blutkörperchen (Leukozyten), zu einer humoralen Abwehr (durch spezifische Antikörper) zurückzuführen sein. Impfungen stärken die humorale Abwehr und schwächen die zelluläre Abwehr. Geschieht dies bei einem wenige Monate alten Kind, dessen zelluläre Abwehr sich noch im Aufbau befindet, kann hieraus eine schwerwiegende Schädigung der Abwehrkraft mit einer entsprechenden Anfälligkeit für Infektionen resultieren.

Johan E. Sprietsma[2] ist der Meinung, dass das körpereigene Immunsystem durch die Verlagerung von der zellulären zur eher humoralen Abwehr erheblich an Kraft einbüßt und Erkrankungen infolgedessen eine chronische Entwicklung einschlagen.

Auch die Weltgesundheitsorganisation (WHO) stellt weltweit eine enorme Zunahme an Infektionskrankheiten fest (Genf, April 1977). Als Grund wird hierfür das Wohlstandsgefälle zwischen reichen und armen Ländern angegeben. Aber waren die elenden Zustände in den sogenannten Entwicklungsländern wirklich schlimmer als zuvor? Es wird immer schwieriger, Malaria und Tuberkulose zu bekämpfen, und sie treten in vielen Teilen der Welt erneut auf. Auch Pest, Gelbfieber, Diphterie und Cholera sind auf dem Vormarsch. Die WHO erklärt dies mit dem Vordringen des Menschen in unbewohnte Gebiete und der Überbevölkerung in den Städten. Auch das Auseinanderbrechen der früheren Ostblockländer und die immense Zunahme des Luftverkehrs (mehr als 50 Millionen Menschen pro Jahr) werden als Ursache angesehen.

In vielen Ländern haben sich die Lebensumstände in den letzten Jahrzehnten jedoch nicht wesentlich geändert, und offenbar führen die besseren Bedingungen, wie sie in den reichen Ländern herrschen, auch nicht zu einer verminderten Infektionsanfälligkeit. Im Gegenteil, auch hier sind Infektionskrankheiten auf dem Vormarsch. Als Erklärungen der WHO gelten: Überalterung der Bevölkerung, Migration und Tourismus sowie die industrielle Nahrungsmittelproduktion. Letzteres sollte man nicht unterschätzen. Aufgrund der Art und Weise unserer Nahrungsmittelproduktion (Aussaat und Düngung, Ernte, Konservierung, Verarbeitung und Zubereitung) treten in den westlichen Ländern zunehmend Nährstoffmängel auf.

Die Annahme, dass abwechslungsreiche Kost eine ausgewogene Ernährung garantiert, wurde schon lange in Frage gestellt und ist wissenschaftlichen Untersuchungen zufolge mittlerweile überholt. Die WHO übersieht dabei vor allem die Tatsache, dass die Menschen offensichtlich sowohl in den armen, als auch in den reichen Ländern über schlechtere Abwehrsysteme verfügen und somit anfälliger geworden sind. Wenn ein Mensch ein intaktes Immunsystem hat, braucht er sich kaum vor Infektionskrankheiten zu fürchten. Die Schulmedizin geht immer noch hauptsächlich von der Ansteckung von außen aus, obwohl gerade die allgemeine Abwehrkraft des einzelnen ein wesentlicher Faktor ist. Der einzige Einfluß, dem tatsächlich die ganze Weltbevölkerung ausgesetzt ist, besteht in den vielen Impfungen, die Neugeborenen oft schon in ihren ersten Lebenstagen verabreicht werden. Ich konnte viele Jahre lang beobachten, dass gerade als Folge von Impfungen die allgemeine Widerstandskraft gegen allerlei Infektionskrankheiten enorm vermindert ist. Dies konnte ich sowohl in den Niederlanden, als auch in Nepal feststellen, wo ich für einige Monate als homöopathischer Arzt arbeitete. Besonders in armen Ländern, wo die allgemeine Abwehrkraft aufgrund von Unterernährung und ungünstigen Lebensumständen ohnehin schlecht ist, führen breitangelegte Impfprogramme zu einer fundamentalen Bedrohung für die Gesundheit, so dass verschiedene ältere und neuere Infektionskrankheiten sich schnell ausbreiten können. In Nepal etwa werden Säuglinge schon am ersten Lebenstag durch eine BCG-Impfung mit Tuberkulose infiziert, und das, obwohl die Weltgesundheitsorganisation selbst im Jahre 1979 eine ausführliche Doppelblindstudie veröffentlichte, in der die Effektivität der Tuberkuloseimpfung in Süd-Indien untersucht wurde. 260.000 Personen aus zwei verschiedenen Volksstämmen nahmen daran sowie an einer Nachfolge-Untersuchung nach siebeneinhalb Jahren teil. Als Ergebnis wurde festgestellt, dass die Impfung keinerlei Schutzwirkung zustande brachte[12]. („The distribution of new cases of bacillary tuberculosis among those not infected at intake did not show any evidence of a protective affect of the BCG vaccines".) Ein Jahr später stellen H.G. tenDam and K.L. Hitze[13] in ihrem Artikel „Does BCG vaccination protect the newborn and young infants?" fest, dass es kaum direkte Beweise für die Wirksamkeit der BCG-Impfung bei kleinen Kindern gibt. Warum in Nepal, wie in so vielen anderen armen Ländern, trotzdem die Kinder unmittelbar nach der Geburt die BCG-Impfung bekommen, ist völlig unverständlich und sicher nicht im Interesse des Kindes, das schon im zarten Lebensalter mit Tuberkulose infiziert und so in seiner allgemeinen Abwehrkraft geschwächt wird. Wenn schon das Durchstehen einer echten Tuberkulosekrankheit keine Resistenz gegen eine erneute Erkrankung garantiert, wie soll eine abgeschwächte Form das wohl können?

Es wird höchste Zeit, dass nach den Folgen der Impfungen für die Immunität geforscht wird, und zwar von Menschen, die keine finanziellen Interessen an den Impfprogrammen haben oder auf andere Weise mit ihnen in Verbindung stehen.
Der Kinderarzt Hans Rümke vom Staatlichen Gesundheits- und Hygieneinstitut (RIVM) in Bilthoven (NL) etwa, der in den Niederlanden zuständig ist für Qualität und Herstellung von Impfstoffen und darüber hinaus Mitglied der Kommission für Nebenwirkungen ist, nennt diese Veröffentlichung über das Impfschaden-Syndrom "gefährlichen Unsinn", weil er sich "ernsthaft Sorgen macht, was geschieht, wenn das Impfschaden-Syndrom weitere Anerkennung findet". Auch hier wird eine Vermischung der Interessen deutlich.

Es ist dringend notwendig, dass eine unabhängige Kommission, die nichts mit den Impfprogrammen an sich zu tun hat, zur Untersuchung von Nebenwirkungen der Impfstoffe ins Leben gerufen wird. Im Moment wird die Beschreibung von Impfschäden als eine Bedrohung für das gängige Impfschema betrachtet. Kritische Stimmen – auch wenn sie noch so sehr auf Erfahrungen aus der Praxis beruhen

– werden als "gefährlicher Unsinn" abgetan, anstatt die Verantwortlichen zu seriösen Untersuchungen anzuspornen.

Eine versierte Forscherin ist Viera Scheibner, die sehr viel über mit Folgen von Impfungen gearbeitet hat, wobei sie sich ausschließlich auf Publikationen stützt, die auf rein wissenschaftlichen Methoden basieren. Schon der Titel ihres Buches macht deutlich, worum es sich handelt: einen medizinischen Anschlag auf das Immunsystem ("Vaccination, 100 years of orthodox research shows that vaccines represent a medical assault on the immune system"). Völlig unabhängig von ihren Nachforschungen kam ich in meiner eigenen Praxis zu denselben Schlußfolgerungen.

Wie die Abwehr eines kleinen Kindes fast unmerklich unterminiert werden kann und welches Maß an Fachkompetenz nötig ist, um das Impfschaden-Syndrom zu erkennen und zu heilen, wird aus dem folgenden Fall ersichtlich.

Fall 2

Sabina ist fast zwei Jahre alt, als ich sie Mitte März 1997 treffe. Ihre Beschwerden fingen an, als sie im November 1996 das erste Mal die Kindertagesstätte besuchte.

Sie leidet an Schnupfen, Husten, Erbrechen und Durchfall. Drei Antibiotikakuren hat sie in den Monaten November, Dezember und Januar schon bekommen. Ende November hatte sie die Windpocken.

Sabina war nach einer unproblematisch verlaufenen Schwangerschaft mit einem Kaiserschnitt zur Welt gekommen. Sie wurde sieben Monate lang gestillt. Impfungen bekam sie nach dem gebräuchlichen Schema. Nach den zwei DPTP/HIB-Impfungen ist sie zum ersten Mal erkältet, und ihre letzte MMR-Impfung im Juli 1996 verursachte keine nennenswerte Reaktion. Erst drei Monate später, als das Kind drei Mal wöchentlich in eine Kindertagesstätte geht, tauchen Schwierigkeiten auf. Die Mutter beschreibt die Tochter als einen typischen Widder, der mit dem Kopf durch die Wand will, aufbrausend ist und böse wird, wenn etwas nicht gleich gelingt. Sabina ist wißbegierig, fröhlich, aber auch unruhig; sie schläft schlecht. Sie kann schwer Abschied nehmen. Auf Schmerz reagiert sie sehr heftig, sie spricht viel und hat die Neigung, alles anzufassen. Sie schmust gerne und benutzt häufig ihren Schnuller. Sie ist sehr blaß und ißt schlecht, besonders warmes Essen, gerne aber Brot, und sie hat auch das Bedürfnis, zwischen den Mahlzeiten zu essen. Sie trinkt viel, besonders dann, wenn sie krank ist. In der Familie kommen mütterlicherseits bis in die dritte Generation Krebs und väterlicherseits Diabetes mellitus vor. In der Verwandtschaft des Vaters besteht eine Tendenz zur Fettleibigkeit. Homöopathisch gesehen zeigt das Kind ein eindeutiges Saccharumbild, und ich verschreibe ihr Saccharum officinale 200K, alle 14 Tage eine Dosis. Das Kind hat offensichtlich eine geschwächte Abwehr. Sabina ist Einzelkind und hatte noch nicht viel Kontakt mit anderen Kindern. Deshalb stellen sich erst dann Probleme ein, als sie zur Kindertagesstätte kommt. Zehn Tage nach Beginn der Behandlung ruft mich die Mutter an, weil die Beschwerden sich verschlimmert haben und Sabina 40°C Fieber hat. Ich verschreibe ihr Saccharum officinale in der Potenz 30K als wässrige Lösung, jede Stunde ein Schlückchen, aber am nächsten Tag ist das Kind noch kränker, und die Mutter macht sich ernsthafte Sorgen. Als ich Sabina in der Sprechstunde untersuche, zeigt sich eine beidseitige Mittelohrentzündung, ihre Lungen sind aber nicht in Mitleidenschaft gezogen.

Ich komme zu dem Schluß, dass ein noch unbekannter Faktor die Wirkung des konstitutionellen Mittels (Saccharum officinale) blockiert und diese Schicht überlagert. Faktisch gesehen ist Saccharum nicht imstande, ihre Abwehrkräfte zu verbessern, also muss es einen anderen, als den konstitutionell bedingten Grund für ihre schlechte Abwehr geben.

Aus Erfahrung weiß ich, dass Impfungen die häufigste Ursache für derartige Probleme sind. In Sabinas kurzem Leben dürfte auch noch nichts anderes ihre Abwehr so stark angegriffen haben. Darum beginne ich sofort damit, die letzte, vor drei Monaten verabreichte MMR-Gabe unschädlich zu machen. Die wässrige Lösung der MMR 30K, schluckweise stündlich eingenommen, sorgt dafür, dass Sabina nach einer gut verbrachten Nacht am nächsten Tag fieberfrei ist und zusehends gesundet. In den folgenden Wochen erfolgt das Entstören der MMR-Impfung mittels höherer Potenzen, gefolgt durch die Entstörung der DPTP- und HIB-Impfungen. Auf diese Weise heilt Sabinas Impfschaden-Syndrom völlig, und den Eltern wird bewusst, dass Sabina, schon bevor sie in die Kindertagesstätte kam, aus dem Gleichgewicht geraten war, auch wenn sich dies nicht in Form von Infektionen zeigte. Die Lebensfreude des Kindes hat nun stark zugenommen, und Sabina ist wieder ein lebendiges Kind, welches sich in seiner Haut wohl fühlt und das man gerne um sich hat.

Fall 3

Ein anderer interessanter Fall ist der von Sanne. Sie ist schwer behindert und leidet vor allem unter epileptischen Anfällen und Lungenentzündungen. In den sieben Jahren, in denen sie sich in meiner Behanldung befindet, war keine Krankenhauseinweisung nötig, obwohl es zuweilen beinahe nötig erschien. Diese positive Entwicklung ist sicherlich dem Mut und der Kompetenz der Eltern mit zu verdanken. In den letzten Jahren sah ich Sanne nur noch sporadisch, denn meistens waren einige Telefongespräche und eine gute Zusammenarbeit mit dem Hausarzt, der sie medizinisch überwachte, ausreichend, um eine Lungenentzündung oder die Verschlimmerung der Anfälle mit Opium oder Cuprum metallicum zu verhindern.

Auf diese Weise wurde Sanne neun Jahre alt und bekam schemagetreu die DTP- und MMR-Auffrischungen, wenn auch auf ausdrücklichen Wunsch der Eltern hin nicht am selben Tag. Ende Februar ruft mich die Mutter an, da sich eine Lungenentzündung ankündigt, und ich verschreibe ihr, wie in solch einem Fall üblich, Opium. Aber diesmal hilft das erprobte Mittel nicht, auch höhere Potenzen zeigen keinerlei Wirkung. Der neue Hausarzt will sie ins Krankenhaus einweisen, aber die Mutter verweigert dies und gibt dem Kind selbst Sondenkost. Schlußendlich greifen wir doch zu einem Antibiotikum, obwohl Sanne darauf nie wirklich gut reagiert hatte. Ihr Zustand verbessert sich daraufhin etwas, aber drei Tage nach Beendigung der 10-Tage-Kur zeigt sich doch wieder der alte Zustand mit einer unverkennbaren Lungenentzündung. Inzwischen wurde der frühere Hausarzt wieder eingeschaltet und nach gemeinsamer Überlegung bekommt sie Cuprum metallicum und Cuprum sulphuricum, aber ohne Erfolg. Eine erneute Antibiotikakur bringt auch keinerlei Verbesserung. Nichts scheint zu helfen. Als ich Sanne zu einer gründlichen Konsultation bei mir in der Praxis sehe, entdecke ich, dass sie im Oktober eine MMR-Impfung und ein halbes Jahr davor eine DTP-Impfung erhalten hat. Ich beginne sofort mit der stündlichen Gabe von MMR 30K, und am nächsten Tag zeigt Sanne wieder ein Opiumbild, wie es im Buche steht. Sie schläft den ganzen Tag, ist nicht wach zu bekommen und dreht die Augen zur Zimmerdecke. Sanne reagiert und ist wieder behandelbar. Innerhalb einer Woche erholt sie sich, zuerst aufgrund der Opiumgabe, gefolgt von Cuprum metallicum. Ihr Reaktionsvermögen wird vollends wiederhergestellt sein, wenn wir noch die DTP-Impfung unschädlich machen.

An diesem Fall ist deutlich zu sehen, wie ein konstitutionelles Mittel, das sich in sieben Jahren Anwendung ausgezeichnet bewährt hat, nach Impfungen versagt. Auch Antibiotika bieten dann keine Lösung mehr. Nun kommt es darauf an, dem ISS durch Regenerierung des Immunsystems entgegenzuwirken, so dass sowohl homöopathische Mittel als auch eventuelle Antibiotika wieder ihren Dienst tun können.

Risiken für die nächste Generation

Wenn schon die Elterngeneration Schwierigkeiten mit Impfungen hatte, oft ohne dass dies erkannt wurde, besteht für die Kinder wahrscheinlich ein erhöhtes Risiko, selbst ein ISS zu bekommen. Ein Hinweis dafür ist, dass oft mehrere Kinder einer Familie während der Impfperiode krank werden.

Fall 4
Ein Beispiel für diesen Sachverhalt ist der anderthalbjährige Ralf. Er hat Ekzeme, die zum ersten Mal mit sieben Monaten auftraten. Sowohl nach der DPTP/HIB-Impfung als auch nach der MMR-Impfung wurde er eine Woche lang nachts schreiend wach und wollte abends nicht mehr schlafen gehen; er hatte panische Angst und mußte in den Schlaf geschaukelt werden. Nach der dritten DPTP/HIB-Injektion mußte er sich dazu noch übergeben und bekam übelriechenden Stuhl. Nach der MMR-Impfung hat sich sein Ausschlag verschlimmert; er ist aggressiv, wirft mit Sachen um sich und ist angespannt, was sich noch steigert, wenn man ihn hochhebt. Seine Mutter findet, dass er abgebaut hat. Seit sechs Monaten ist er unzufrieden und ständig erkältet, wohingegen er das erste halbe Jahr ein völlig zufriedenes Kind war. Seit er sieben Monate alt ist, trinkt er nachts sehr viel und seit der MMR-Impfung auch tagsüber.

Die Behandlung beginnt mit einer Serie MMR-30K, -200K, -MK und -XMK, und drei Wochen später bekommt er die gleiche Serie DPTP/HIB. Nach der Serie MMR wird er schon bedeutend fröhlicher, und nach der Serie DPTP/HIB ist er, nach Aussage der Mutter, „wieder ganz der Alte". Er spricht wieder, fühlt sich sichtlich wohl in seiner Haut, die Lebensgeister scheinen zurückgekehrt zu sein. Sein nächtlicher Durst hingegen ist unvermindert, und er ist ohne zu trinken nicht zu beruhigen. Zudem ist er jetzt heftig erkältet und hat wässrigen und schleimigen Stuhlgang. Ich gebe ihm noch einmal eine Serie MMR. Nach dieser letzten Serie wird er drei Tage lang morgens schreiend wach und hat Angst, abends ins Bett zu gehen, genau wie nach der MMR-Impfung. Sonst geschieht nichts Außergewöhnliches. Zwei Wochen später erhält er dann nochmals seine Serie DPTP/HIB und reagiert genauso wie auf die Serie MMR, auch einige wenige Tage lang. Dann verschwindet der übermäßige nächtliche Durst, er schläft jetzt immer öfter durch. Innerhalb der nächsten drei Monate verschwindet ohne weitere Therapie auch sein Ekzem. Jegliche Symptome, die durch die Impfungen entstanden waren, sind vollständig verschwunden.

Nicht jedes Kind reagiert so negativ auf das Impfen, aber von den Betroffenen können bislang nur wenige von einem Heilungsprogramm profitieren. Ralf gehört zu einer Familie, die schon früher durch Impfungen geschädigt wurde. Seine Mutter fuhr 1983 in den Ferien nach Indonesien und bekam damals zweimal eine Cholera-, DTP- und Typhoid-Injektion und einmal Gammaglobulin*. Seitdem ist sie erschöpft, nun schon elf Jahre lang, siehe Fall 19. Auch ihr Vater ist seinerzeit als Soldat in Indonesien gewesen und hat ebenfalls die unvermeidlichen Injektionen bekommen. Somit gehört Ralf zur dritten Generation mit einer Impfproblematik.

Die regelrechte Leugnung des Impfschaden-Syndroms

Wenn man von Impfschäden nur dann sprechen darf, wenn innerhalb von drei Tagen nach der Impfung Folgen auftreten, leugnet man die Tatsache des Impfschaden-Syndroms. Es ist doch schließlich so, dass innerhalb von drei Tagen lediglich von einem akuten Impfschaden-Syndrom die Rede sein kann und somit der größte und zugleich wichtigste Anteil des ISS, der sich in chronischen Beschwerden manifestiert, außer Acht gelassen wird. Man schließt die Augen vor dem, was eigentlich das zentrale Thema der Untersuchungen sein sollte. Deshalb sind alle Statistiken über die Nebenwirkungen von Impfungen völlig wertlos, besonders, wenn die für die Ausführung des Impfschemas verantwortlichen Personen auch der Kommission für Nebenwirkungen angehören, und darüberhinaus Beschwerden nur mündlich gemeldet werden dürfen. Ein Großteil des Schadens entsteht sogar unmerklich in aller Stille und kann nur im Nachhinein rekonstruiert werden, wenn sich wochen- oder gar monatelang nach der letzten Impfung erstmals Beschwerden zeigen.

Ein gutes Beispiel hierfür ist Sabina, Fall 2. Bei ihr wurde die Schädigung erst sichtbar, als sie drei Monate später in die Kindertagesstätte kam und ihre Abwehrkräfte zum ersten Mal richtig auf die Probe gestellt wurden. Erst dann wurde offenbar, dass ihre Widerstandskraft empfindlich getroffen war, und zwar durch die MMR-Impfung, die doch bis dahin gar keine Beschwerden verursacht zu haben schien. Und doch sehen Gegner der Anerkennung des Impfschaden-Syndroms in diesen Fällen eben nicht den Impfstoff, sondern den Kontakt mit anderen Kindern als Ursache. Dabei wird ignoriert, dass anfänglich eine gute Abwehr gegeben war, und dass sich ein Kind auch in Säuglings- und Kindertagesstätten sowie in Schulen und an anderen Begegnungsorten, wo ein Austausch von Bakterien und anderen Krankheitserregern stattfindet, auf seine Widerstandskraft verlassen können sollte und nicht zwangsläufig von jedwedem ansteckenden Kontakt krank werden muß. Durch die

Anwendung der potenzierten Impfstoffe konnten beim Großteil der Fälle die geschwächten Abwehrkräfte auch wiederhergestellt werden, so dass sich die Berührung mit Keimträgern lediglich als Auslöser, nicht aber als Ursache der Beschwerden erwies. Es wird nun auch verständlicher, warum weltweit wieder allerlei Infektionskrankheiten um sich greifen. Man muß sich die Frage stellen – und sorgfältige, unabhängige Forschung sollte Aufschluß darüber erteilen – ob wir nicht im Begriff sind, einen unverzichtbaren Mechanismus aus der Welt zu schaffen, der in einer Welt, in der Krankheitserreger nun einmal vorhanden sind, lebenswichtig ist. Eine zeitlang glaubten wir tatsächlich, mittels Antibiotika das Versagen der eigenen Abwehr ausgleichen zu können, aber je weiter die Zeit fortschreitet, desto deutlicher wird, dass es in Zukunft darauf ankommt, selbst gute Abwehrkräfte zu entwickeln. Wie perfekt Medizin auf den ersten Blick auch aussehen mag, so weist sie doch erhebliche Unzulänglichkeiten auf.

Deshalb reicht es nicht aus, den Verlauf der ersten drei Tage nach einer Impfung zu beobachten, sondern eben auch den Zeitraum danach. Die Anwendung der potenzierten Impfstoffe kann hierbei eine wichtige Rolle spielen. Sie bietet die excellente Möglichkeit, eine bestimmte Diagnose zu bestätigen oder zu widerlegen. Dies ist von unschätzbarem Wert und kann hilfreich sein, das wirkliche Ausmaß des Problems zu erfassen. Auf welch leichtsinnige und unverantwortliche Weise häufig mit akuten Beschwerden umgegangen wird, verdeutlicht der folgende Fall.

Fall 5
Anita wird im Alter von fünf Monaten mit ihrer dritten DPTP/HIB-Kombination geimpft. Am selben Abend bekommt sie 40°C Fieber, weint unaufhörlich und scheint starke Magenkrämpfe zu haben. Beunruhigt konsultiert die Mutter am folgenden Tag den Hausarzt, der das Kind untersucht und zum Abwarten rät. Er schließt ein akutes Impfschaden-Syndrom zwar nicht aus, hat aber keine Möglichkeiten zur Hand, dies zu behandeln. Anitas Zustand verbessert sich aber nicht, und auch ein zweiter Besuch beim Hausarzt bietet keine

neuen Erkenntnisse oder Behandlungsmöglichkeiten. Am dritten Tag macht die Mutter von der telephonischen Sprechstunde des Zentrums, bei dem die Tochter geimpft worden ist, Gebrauch, um Information darüber zu erhalten, wie sie mit den Krankheitsanzeichen nach der Impfung umgehen soll. Eine Krankenschwester klärt sie darüber auf, dass Anitas Beschwerden nicht von den verabreichten Injektionen herrühren können, da solche nach 24 Stunden abgeklungen seien. Die Mutter ruft schließlich mich an, woraufhin ich Anita sofort die DPTP/HIB 30K-Potenz als wässrige Lösung verschreibe. 12 Stunden später ist Anita wieder völlig geheilt. Als ich später den verantwortlichen Arzt für Säuglinge und Kleinkinder auf die erteilte Auskunft hin anspreche, bekomme ich wiederum eine ausweichende und diplomatische Antwort, die letztlich auf eine regelrechte Leugnung des Impfschaden-Syndroms hinausläuft: "Beschwerden dauern meistens nicht länger als 24 Stunden an." Weiterhin hieß es, Anita könne genauso gut einen Infekt gehabt haben, der nichts mit der verabreichten Impfung zu tun hatte, dieser sei möglicherweise von selbst geheilt, gerade als sie zufälligerweise die potenzierten Impfstoffe erhalten hatte.

Wiederum wird die Realität verleugnet und der Zufall als Erklärung bemüht...

Forschungsuntersuchung

Der nächste folgerichtige Schritt wäre nun, eine gründliche, breit angelegte Doppelblindstudie zu machen. Dabei wird der einen Versuchsgruppe wie beschrieben zwei Tage vor der Impfung eine 200K-Potenz des Impfstoffes gegeben, und der anderen Gruppe ein Placebo*. Direkt nach der Impfung wird es noch einmal genauso gemacht. Mit Hilfe eines Fragebogens soll sorgfältig registriert werden, wie der Gesundheitszustand des jeweiligen Kindes vor Beginn der Impfung war und wie das Kind auf die Impfungen reagiert: etwa mit Fieber, Schreien, Schlaflosigkeit, Krämpfen, Hirnhautentzündung, epileptischen Anfällen, Wachstumsstörungen, Verhaltensstörungen, Infektionen wie Ohrentzündungen, Bronchitis, asthmatischer Bronchitis, Ekzemen; zu beobachten wäre ebenso der Verlauf der motorischen und geistigen Entwicklung.

Diese Untersuchung müßte die Altersgruppe von drei Monaten bis zu 18 Monaten umfassen. So können unterschiedliche Reaktionen von Kindern mit präventiver Behandlung mit dem homöopathisch potenzierten Impfstoff im Vergleich zu denen ohne eine solche Maßnahme erfasst werden.
Solch ein Versuch ist umso interessanter, als weltweit noch nie ein Vergleich zwischen geimpften und nicht geimpften Kindern gemacht wurde. Und dies, obwohl Impfungen massenweise vorgenommen werden. Kein einziges anderes Arzneimittel würde auf diese Weise auf dem Markt zugelassen werden.

Empfehlungen

Außer den genannten Vorsichtsmassnahmen mit dem homöopathischen Impfstoff in einer 200K-Potenz gibt es noch andere präventive Maßnahmen, die die Impfrisiken einschränken können. Zu allererst heißt es, wachsam zu sein in Bezug auf die Signale des Kindes nach einer Impfung. Zu oft wird angenommen, dass alles halb so schlimm sei, und unklugerweise wird die Auffrischung gegeben.

Fall 6
In der niederländischen Zeitschrift für Jugendgesundheitspflege[4] aus dem Jahre 1994 ist ein interessantes Beispiel nachzulesen.
„Der Kommission wurde der Fall eines inzwischen zweijährigen Mädchens vorgelegt, das eine ziemlich rückständige psychomotorische Entwicklung aufwies. Das Mädchen war zum errechneten Geburtstermin mit normalem Gewicht zur Welt gekommen und entwickelte sich bis dahin gut. Direkt nach der zweiten DPTP-Impfung war es schwer krank geworden, hatte 41°C Fieber und zeigte ein Krankheitsbild, das an Keuchhusten erinnerte. Sechs Wochen später bemerkte man eine Stagnation seiner geistigen Entwicklung. Bereits nach der ersten DPTP war es auch erkrankt, mit 40°C Fieber,

Hustenanfällen mit Beklommenheit und Erbrechen, aber nicht ganz so schlimm wie nach der zweiten Impfung."

„Die Kommission ist der Ansicht, dass ein kausaler Zusammenhang mit den beiden Impfungen zwar nicht völlig auszuschließen ist, aber aufgrund der ungewöhnlichen Krankheitsgeschichte und vor dem Hintergrund der gegenwärtigen wissenschaftlichen Literatur über einen solchen Zusammenhang muß letzterer als unwahrscheinlich gelten."

Die Beurteilung durch die Kommission ist eigentlich gar nicht so interessant, obwohl der Kommentar aufzeigt, wie im Allgemeinen mit dieser Problematik umgegangen wird. Viel wichtiger ist hier die Frage, worauf die verantwortliche Behörde oder Person die Entscheidung basierte, dem Kind ohne weiteres die zweite DPTP zu verabreichen. Es hätte in diesem Falle wegen der beklemmenden Hustenanfälle und des Fiebers nach der ersten DPTP-Impfung höchstens eine DTP-Injektion sein dürfen. Für ein anderes Beispiel siehe Hanneke, Fall 23.

Aus obigem Zitat soll jedoch nicht abgeleitet werden, dass die verantwortlichen Stellen Meldungen von Beschwerden nicht ernst nehmen. Zwei Dinge sind hierbei zu berücksichtigen. Zum einen erreichen die meisten Fälle eines Impfschaden-Syndroms die Kommission gar nicht erst, weil Haus- und Kinderärzte nicht gezielt dazu ausgebildet worden sind, ein solches zu erkennen. Darum bekommen Eltern oft zu hören, dass die Beschwerden nichts mit den Impfungen zu tun hätten. Zum anderen hat die Kommission nicht die Möglichkeit, einen definitiven Zusammenhang zwischen Impfung und Beschwerden festzustellen, wenn ein ISS gemeldet wird. Das führt zu Schlußfolgerungen wie: „Es ist unwahrscheinlich, dass...", was für die Eltern wenig zufriedenstellend ist. Vom wissenschaftlichen Standpunkt aus gesehen können entsprechende Thesen ja erst aufgestellt werden, wenn der Kausalzusammenhang auch nachweisbar ist, und dies ist bis zum heutigen Zeitpunkt nicht der Fall. Die in dieser Broschüre beschriebene Methode bietet jedoch diese Möglichkeit und kann somit quälender Unsicherheit ein Ende bereiten und gleichzeitig Besserung in Aussicht stellen.

Dr. Jean Elmiger stellt in seinem Buch „Die wiederentdeckte Medizin"[3] folgende Behauptung auf:
1. Es wird zu früh geimpft.
2. Es werden zu viele Impfstoffe gleichzeitig zugeführt.
3. Es wird zu oft aufgefrischt.
4. Es werden auf tierischem Eiweiß gezüchtete Impfstoffe benutzt, die obendrein chemische Zusätze enthalten, welche Allergien hervorrufen können.

Die Beherzigung dieser Punkte kann zur Verhütung von Impfschäden beitragen.

Ad 1

Es wird zu früh geimpft, da ein Neugeborenes zu Beginn seine zelluläre (allgemeine) Abwehr noch aufbauen muß. Den durch frühzeitige Impfungen erzwungenen Aufbau seiner humoralen (spezifischen) Abwehrkräfte bezahlt der Säugling mit einer Schwächung seines gesamten Immunsystems. Von Interesse ist in diesem Zusammenhang das Beispiel Japan, wo die Keuchhustenimpfung jetzt erst ab dem dritten Lebensjahr verabreicht wird und seitdem der plötzliche Kindstod praktisch nicht mehr vorkommt[1].

Ad 2

Fall 7
Ein praktisches Beispiel für das Verabreichen zu vieler Impfstoffe auf einmal ist Marieke. Ihre vierte DPTP- und HIB-Impfung war aufgeschoben worden, und mit fünfzehn Monaten müsste sie dem Impfschema entsprechend noch die DPTP/HIB- und die MMR-Impfung bekommen. Sie bekommt auch alles mit einem Mal, insgesamt acht Impfungen.

Auf die verzweifelte Frage der Mutter, ob das denn möglich sei, bekommt diese zur Antwort, dass das Kind das gut durchstehen könne. Und das, obwohl es auf die ersten drei DPTP/HIB-Impfungen mit mehr als 39°C Fieber und schreiendem, untröstlichem Weinen reagiert hatte, vor allem auf die erste Impfung. Am neunten Tag nach dieser Mehrfachimpfung bekommt Marieke einen Krampfzustand mit schnarchender, röchelnder Atmung, und ihre rechte Körperhälfte wird ganz steif. Sie hat 41,2°C Fieber. Der Hausarzt überweist sie ins Krankenhaus. Dort bekommt sie eine Rückenmarkspunktion und Blutuntersuchungen, aber es kann keine Infektion festgestellt werden. Nach zwei Tagen scheint sie völlig wiederhergestellt zu sein, aber am dritten Tag bekommt sie um acht Uhr morgens einen schweren epileptischen Anfall, der bis zum Abend andauert. Marieke ist nicht mehr sie selbst. Sie sagt nur noch „hm, hm…" und wiegt sich vor und zurück. Man bekommt keinen Blickkontakt mehr mit ihr; es ist, als ob sie durch einen hindurchsieht. Es gibt keine Wärme, keine Freude, keine Traurigkeit, gar kein Gefühl mehr. Sie ist wieder ein hilfloses Baby, es muß ihr beim Essen geholfen werden, und sie kann nicht mehr krabbeln, laufen oder sprechen. Ihr Wachstum kommt praktisch zum Stillstand.

Es scheint außerdem so zu sein, dass Marieke eine Art Gleichgewichtsstörung hat. Sie flattert beim Laufen mit den Händen und bekommt jetzt seit zwei Monaten Krankengymnastik und Sprachheiltherapie. Sie sagt nur noch die Wörter Mama und Papa. Sie hat jedoch keine epileptischen Anfälle mehr, und die Medikation ist nach drei Monaten reduziert worden.

Sie ist jetzt zweieinhalb Jahre alt, und ihr Krankheitsfall ist nicht als Impfschaden-Syndrom diagnostiziert worden. Die Kinderärztin fragt Mariekes Mutter jedesmal, wenn sie zur Vorsorgeuntersuchung kommt, ob sie immer noch glaube, dass alles an den Impfungen liege, worauf die Mutter jedesmal antwortet, dass sie davon zu 99 Prozent überzeugt sei.

Der definitive Beweis einer kausalen Verbindung muß auch hier durch den potenzierten Impfstoff geliefert werden. Wir starten die Behandlung vorsichtig mit lediglich einer MMR-Impfung in homöopathischer Potenzierung und lassen zwischen den Einnahmen jeweils eine Woche verstreichen. Ob Marieke wieder gesund werden kann, ist noch völlig dahingestellt. Die ganze Misere hätte wahrscheinlich verhindert werden können, wenn die Verabreichung solcher Impfcocktails der Vergangenheit angehören würde. Am 22. April begann die Behandlung, und ich sah sie am 14. August wieder, fast vier Monate später. Sie hat jede Potenz der MMR-Serie zweimal bekommen, da immer wieder Erstverschlimmerungsreaktionen auftraten. Die letzte Dosis (XMK) bekam sie vor drei Wochen.

Marieke hat sich sehr verändert. Sie bekam direkt eine Triefnase und durchlebte eine Phase hoher Empfindlichkeit und emotionaler Unausgeglichenheit, in der sie wegen der geringsten Kleinigkeit weinte und sich an die Mutter klammerte, genau wie damals, als sie im Krankenhaus lag. Inzwischen fühlt sie sich wieder geborgen bei Vater und Mutter, und man kann sie sogar problemlos mit bekannten Personen allein lassen.

Die Mutter beschreibt, dass sie wieder strahlt, freier ist, auf Menschen zugeht und besser sagen kann, was sie möchte. Ihre Motorik hat sich sehr gut entwickelt. Die babyhafte Haltung ist verschwunden, ihre Feinmotorik und ihr Gleichgewicht haben sich sprunghaft verbessert. Sie kann jetzt wieder normal laufen, das Wackeln mit den Händen hat sich verflüchtigt. Ihre Pupillen sind nicht mehr geweitet, reagieren normal, und ihre Lichtempfindlichkeit hat sich sehr verringert. Auch ihre Verdauung funktioniert besser, es gibt keine unverdauten Reste mehr im Stuhl, und der üble Geruch ist zurückgegangen.

Ihr Sprachvermögen hat sich auch entwickelt, sie spricht ein paar neue Wörter, für ihr Alter ist sie jedoch weit zurück. Insgesamt ist ihre Entwicklung im Vergleich zu gleichaltrigen Kindern um ein halbes Jahr verzögert, was bedeutet, dass sie in vier Monaten etwa eineinhalb Jahre aufgeholt hat.

Es hat ein Gespräch mit der Kinderärztin, die Marieke damals alle Impfungen auf einmal gegeben hatte, stattgefunden, allerdings mit wenig Erfolg. Sie bleibt dabei, richtig gehandelt zu haben, und sagt, dass sie in Zukunft, wenn andere Kinder im Impfschema zurückliegen, wieder genauso handeln wird.

Ich entscheide mich dafür, die anderen Impfstoffe DPTP/HIB auf einmal zu entstören, weil sich das Kind mittlerweile in einem wesentlich besseren Zustand befindet. Falls nötig, kann diese Vorgehensweise noch einmal wiederholt werden.

Es sieht so aus, als ob auch Marieke wieder vollständig gesund werden wird. Mit der bisherigen Behandlung ist außerdem die Ursache für ihre geistige und körperliche Retardierung unumstößlich festgestellt: ISS.

Der Trend der letzten Jahre geht dahin, aus finanziellen Gründen immer mehr Impfungen zugleich zu geben, z. B. MMR-D(K)TP oder DPTP-HIB. Sechs bis sieben verschiedene Impfstoffe auf einmal erhöhen das Risiko erheblich. Auf natürlichem Wege könnte man ja auch nicht an sechs oder sieben verschiedenen Krankheiten zugleich erkranken.

Es war ursprünglich geplant, die HIB-Impfung getrennt von der DPTP-Impfung zu verabreichen, weil sie zusammen mit der DPTP-Impfung eine viel zu große Belastung für das Kind darstellt. Dies war aber aus organisatorischen Gründen schlecht durchführbar, weshalb man dazu überging, beide Impfungen gleichzeitig vorzunehmen. Auf diese Weise bekommen drei Monate alte Säuglinge innerhalb von zwei Monaten fünfzehn Impfungen. In diesem Stadium ist das Abwehrsystem des Kindes noch nicht voll entwickelt und sehr verletzlich. Die Abwehrstoffe, die das Kind von der Mutter mitbekommen hat, nehmen gerade in dieser Zeit allmählich ab, und das Kind muß seine eigenen Abwehrkräfte aufbauen. Darum ist es nicht verwunderlich, dass das Kind diese massive Reizung seines spezifischen Abwehrsystems durch zu viele kurz hintereinander zugeführte Krankheitskeime, körperfremdes Eiweiß, chemische Verunreinigungen und Zusätze oft nur schwer verarbeiten kann.

Die Folge ist, dass gerade in dieser Phase diverse chronische Beschwerden einer geschwächten Abwehrkraft entstehen. Das Kind wird auf diese Weise gezwungen, sich mit der spezifischen Abwehr gegen die injizierten Krankheiten auseinanderzusetzen und bekommt so nicht die Gelegenheit, die allgemeine Abwehrkraft aufzubauen. Dadurch kann diese sogar regelrecht zusammenbrechen, wie aus den beschriebenen Krankengeschichten ersichtlich ist. Die Notwendigkeit, so frühzeitig, so häufig und in einem so verletzlichen Stadium zu impfen, ist bislang nicht nachgewiesen. Im Prinzip wären zwei D(K)TP-Impfungen und eine Auffrischung nach sechs Monaten ausreichend für die ersten vier Lebensjahre.

Ad 3

Fall 8
Wegen einer überflüssigen Wiederholung der Keuchhustenimpfung hat Saskia beeinträchtigende Nebenwirkungen bei jeder Impfung. Sie bekam mit drei Monaten die erste DPTP/HIB-Impfung. Vierzehn Tage später wurde sie von einer kleinen Spielkameradin mit Keuchhusten infiziert. Der Kinderarzt stellte die Diagnose, und die Krankheit dauerte fast fünf Monate. Auch danach war sie dauernd krank: Erkältungen, Grippe, Durchfall. Jeder Krankheitskeim in ihrer Umgebung erfaßte sie. Desungeachtet bekam sie mit acht Monaten ihre DPTP/HIB-Impfung, trotz der ausdrücklichen Bedenken der Eltern, ob die Keuchhustenimpfung denn notwendig sei. Sie bekommt hohes Fieber und ist zwei Tage lang sehr krank. Einen Monat später erfolgt die dritte DPTP/HIB-Impfung, auf die sie eine ganze Woche mit hohem Fieber und Krankheit reagiert. Erst daraufhin ringt man sich zu dem Entschluß durch, bei der nächsten Impfung die völlig überflüssige Keuchhustenimpfung wegzulassen. Auf die DTP/HIB-Impfung reagiert sie kaum. Aber ihre weitere Entwicklung ist empfindlich gestört. Saskia ist nun fast zwei Jahre alt, sie spricht noch nicht und möchte nur pürierte Nahrung. Ihr Rücken und Nacken sind sehr verspannt, und sie krabbelt in einer schiefen Haltung. Sie läuft so gut wie gar nicht und hält sich überall fest. Nun, drei Monate nach Beginn des Behandlungsprogrammes mit den potenzierten Impfstoffen von DPTP/HIB 30K, 200K, MK und XMK und von Pertussinum (Keuchhusten) 30K, 200K und MK (die letzte, XMK-Potenz fehlt noch), ist Saskia ein anderer Mensch geworden. Die Gesundung begann

etwas zögerlich, mit der Zeit wurde aber immer klarer, dass der Heilungsprozeß im Gange war. Die Ergebnisse könnte man jetzt sogar als spektakulär bezeichnen. Sie hat ihren Rückstand vollständig aufholen können. Sie kann jetzt normal laufen, sogar rennen, hüpfen, treppensteigen und rückwärts laufen. Ihr Krabbeln ist jetzt auch symmetrisch. Ihr Sprachvermögen ist altersgemäß und ihre Artikulation ist viel besser geworden. Sie ist unternehmungslustig, traut sich viel mehr zu, auch ohne die Mutter, sie gerät nicht mehr in Panik, wenn sie die Mutter nicht sieht. Saskia benötigt weniger Schlaf und braucht keine Medizin mehr. Eine Erkältung mit grünem Nasenschleim heilte zum ersten Mal, ohne auf die Lungen zu schlagen, und die Atemnot blieb aus. Sie hat gute Laune und ist ein „Sonnenschein" geworden, wie die Mutter es nennt. Bei Saskia sind die nachteiligen Effekte der DPTP/HIB-Impfung und des Keuchhustens praktisch aufgehoben.

Ad 4

Die Herstellung sicherer Impfstoffe ohne tierisches Eiweiß und ohne chemische Zusätze ist nicht so einfach. Eine Lösung könnte in der vollständig synthetischen Herstellung von Impfstoffen liegen. Der erste auf diese Weise gewonnene Impfstoff ist gegen Malaria, kommt aus Bolivien und wird bereits in kleinem Rahmen angewendet.
Zusammenfassend möchte ich die folgenden Empfehlungen für das Impfverfahren aussprechen[*]:

1. Später mit den Impfungen beginnen.
Die Impfungen sollten erst beginnen, wenn das Kind einen Großteil seiner zellulären (allgemeinen) Abwehrkraft aufgebaut hat. Da die Zeitpunkte, zu denen Kinder ihre erste Impfung bekommen, weltweit sehr unterschiedlich sind, ist es gut möglich, einen ersten Vergleich über die Vor- und Nachteile anzustellen. Ein Beispiel dafür ist Japan, wo die Keuchhustenimpfung erst ab dem dritten Lebensjahr durchgeführt wird[1].

---

[*] Anm.d.Übersetzerin: Diese Empfehlungen sind angesichts der niederländischen Praktiken entwickelt, treffen aber weitgehend auch auf deutsche Verhältnisse zu.

Es könnte ein paar Jahre lang eine vergleichende Untersuchung durchgeführt werden, mit Kindern einer Region, die zum Beispiel erst mit zehn Monaten geimpft werden, und mit einer Kontrollgruppe, deren Mitglieder als drei Monate alte Säuglinge geimpft werden.

2. Impfungen soweit wie möglich einzeln vornehmen.
Zunächst einmal sollte die HIB-Impfung wieder getrennt verabreicht werden, wie dies in den USA geschieht. Darüber hinaus sollten DPTP- und MMR-Impfungen niemals miteinander kombiniert werden, wie es momentan in den Niederlanden das Standardprozedere bei Neunjährigen ist. Bei geschwächten Kindern oder solchen, die eine starke Reaktion auf eine frühere Impfung zeigten, sollte von der Keuchhustenimpfung Abstand genommen werden. Untersuchungen[6] zeigen, dass die DPTP-Impfung viel schlechter vertragen wird als die DTP-Impfung.

3. Längere Abstände zwischen den Impfungen lassen.
Das Intervall sollte zwei anstatt einen Monat betragen. Dadurch wird das Kind weniger belastet, und der Effekt ist im übrigen stärker[7].

4. Einführung von drei statt vier Impfungen.
D(K)TP und HIB sollten nur drei- statt viermal geimpft werden, die erste und die zweite mit zwei Monaten Abstand, und die dritte nach einem halben Jahr, wie es derzeit bei ausländischen Kindern praktiziert wird.

5. Vor einer erneuten Impfung sorgfältig die Reaktionen des Kindes auf die vorhergehende Impfung aufzeichnen.
Wenn Beschwerden vorliegen, ist ein stringenteres und zurückhaltenderes Verfahren als bisher anzuwenden.

6. Völlige Gesundung von Impfbeschwerden abwarten, bevor aufgefrischt wird.
Kinder mit Verdacht auf ein Impfschaden-Syndrom müssen erst mit dem potenzierten Impfstoff entstört und geheilt werden. Danach sollte man ganz oder teilweise von weiteren Impfungen absehen.

Präventive Maßnahmen mit der 200K-Potenz des Impfstoffes sind im Falle von weiteren Impfungen unerläßlich.

7. Systematischer Schutz mit dem potenzierten Impfstoff sollte bei jeder Impfung gewährleistet sein, wenn die Ergebnisse der vorgeschlagenen Doppelblindstudie (siehe Kapitel Forschungsuntersuchungen) positiv sind.

8. Aufklärung von Ärzten, Krankenschwestern und Eltern über das Impfschaden-Syndrom sollte in Angriff genommen werden.

Schlussfolgerungen

Die potenzierten Impfstoffe geben uns ein effektives Mittel an die Hand, Impfschäden zu heilen. Bedingung ist allerdings, dass die Krankheitserscheinungen als solche erkannt werden. Der Sinn dieser Schrift ist es, den Weg dafür zu ebnen. Es geht um eine bis heute selten gestellte Diagnose. Dabei würde das korrekte Stellen dieser Diagnose zu einer sehr erfolgreichen Therapie führen. Deshalb ist es wichtig, dass auch Eltern über das ISS informiert sind, um dem Arzt (bei Vorsorgeuntersuchungen) oder den Impfbehörden die Reaktionen ihrer Kinder auf Impfungen mitteilen zu können. Die Aufmerksamkeit der Eltern kann die Tür zu einer effektiveren Behandlung ihres Kindes öffnen.

Die Behandlung des ISS mit dem potenzierten Impfstoff ist gleichzeitig die Bestätigung der Diagnose oder führt zum Ausschluss dieser Möglichkeit.

Wenn ein Arzt den Verdacht schöpft, dass es sich um ein ISS handelt, kann er mit Hilfe des potenzierten Impfstoffes seine Diagnose überprüfen. Verringern sich die Beschwerden durch die Therapie oder verschwinden gänzlich, so ist die Diagnose richtig. Tritt keine Verbesserung ein, muß man gewissenhaft nachschauen, ob es keine Ursache jüngeren Datums gibt, die für die Beschwerden oder auch eine Verschlimmerung derselben verantwortlich sein könnte. Als erstes muß nämlich die allerletzte Störung behandelt werden.

Wenn z. B. nach der vierten DPTP-Injektion Krankheitszeichen aufgetreten sind, danach jedoch noch eine MMR-Impfung stattgefunden hat, kann es trotzdem notwendig sein, zuerst die Folgen der
MMR-Impfung zu beheben, und danach erst die der DPTP-Impfung.
Stellt sich keine Verbesserung ein, muß nach einer anderen Krank-
heitsursache gesucht werden.

Ergänzende Kasuistik

Allgemeingültiges Prinzip

Fall 9

Der zehn Monate alte Peter hat Bauchkrämpfe mit extrem hartem Stuhl und schreit seit seiner ersten DPTP-Impfung oft stundenlang heftig.

Seine Mutter hat Morbus Crohn*, ist DES-Tochter* und hat während und nach ihrer Schwangerschaft Salazopyrin* eingenommen, weshalb sie nicht stillen konnte. Peter hat schon Verstopfung seitdem er sechs Wochen alt ist. Gewöhnlich dauert es zwei Tage, bis sein Stuhl kommt. Er läuft dann rot an, schwitzt am ganzen Körper, ist wütend, schreit und strampelt.

Nach der 1. DPTP/HIB hat er einen Tag lang Fieber und sein ganzer Oberschenkel ist geschwollen „wie ein Knackwürstchen". Er schreit beinahe fünf Stunden lang ununterbrochen. Nach der zweiten DPTP/HIB-Impfung bekommt er wieder Fieber und ein geschwollenes, gerötetes Beinchen. Außerdem treten Wachstumsstörungen auf. Die dritte Impfung wird dann in den Arm gespritzt, worauf er wieder mit Fieber und einem geschwollenen Arm reagiert.

Er bekommt die folgenden potenzierten Impfstoffe: DPTP/HIB 30K, 200K, MK und XMK an vier aufeinanderfolgenden Tagen; nach der MK-Potenz weint Peter einen ganzen Tag lang und erholt sich dann. Nach zwei Wochen fällt er in sein früheres Krankheitsmuster zurück. Die 30K- und die 200K-Potenz werden wiederholt, und es geht ihm wiederum besser. Die Mutter spricht von einem Wunder: Peter ist viel fröhlicher und schreit nicht mehr. Auch seine Gewichtskurve steigt wieder an. Er leidet noch an Verstopfung, was ja auch nicht anders zu erwarten war, da diese noch aus der Zeit vor den Impfungen herrührt.

Es gibt nun zwei mögliche Erklärungen: Entweder der Junge hat von Natur aus einen schlecht entwickelten Darmtrakt, oder die Darmstörungen haben ihren Ursprung in der Schwangerschaft, als die Mutter Salazopyrin einnahm. Der letztere Fall sollte relativ leicht zu lösen sein. Meine erste, vorläufige Diagnose lautet: chronische Verstopfung des Jungen durch die Einnahme von Salazopyrin der Mutter während der Schwangerschaft. Diese Diagnose müßte durch das letztendliche Verschwinden der Beschwerden in Folge der Gabe von potenziertem Salazopyrin bestätigt werden.

Ich verschreibe dem Kind ein Mal wöchentlich Salazopyrin in einer 30K-Potenz. Nach zwei Monaten ist seine Verstopfung völlig geheilt.

Fall 10

Henri ist ein Junge, der sich schon seit einem halben Jahr nicht recht wohlfühlt. Die Mutter sah am Anfang keinen Zusammenhang mit den Windpocken, die der Junge gehabt hatte und im übrigen ohne Komplikationen überwinden konnte. Nach eingehender Befragung schien aber alles darauf hinzudeuten, dass das Problem nach dieser Kinderkrankheit angefangen hatte. Darum verordne ich ihm Varicellinum 200K (Windpocken). Es bildet sich eine große Windpocke auf seiner Brust, die den Beginn seiner völligen Genesung anzeigt.

Chronische Form des ISS nach Grippe-Impfung

Es wird dem Leser inzwischen klar geworden sein, dass jeder Impfstoff Beschwerden verursachen kann. In diesem Kapitel möchte ich auf die Krankengeschichte einer 45-jährigen Frau eingehen, die nach der Grippeimpfung Krankheitsbeschwerden bekam.

Fall 11

Diese 45-jährige Frau bekam im Alter von 15 Jahren Diabetes und gehört damit zu einer Risikogruppe, die jährlich eine Grippeimpfung bekommen sollte. Ende Oktober erfolgte ihre neunte Grippeimpfung, und eine Woche später entwickelte sich ein heftiger Nesselausschlag (Urtikaria) im Gesicht. Nach früheren Grippeimpfungen hatte sie bemerkt, dass sie extrem trockene Haut auf dem Rücken bekam. Sie hat schon jahrelang drei bis sechs Mal täglich

Durchfall. Die letzten 3 Jahre ist sie auch sehr müde. Ihre Menstruation nennt sie unerträglich, sie hat dann starke Schmerzen im rechten Unterbauch und kann nur mühsam sitzen. Außerdem hat sie Muskelschmerzen am ganzen Körper, die noch schlimmer werden, wenn sie Sport treibt. Anfang Januar sehe ich sie erstmalig und behandele sie zunächst mit Carcinosinum cum cuprum in der LM6-Potenz, einmal täglich ein Kügelchen. Ende Januar bekommt sie trotz Grippeimpfung doch die Grippe. Obwohl sich ihr Zustand durch das verschriebene Mittel etwas verbessert hat, entschließe ich mich dazu, erst die Grippeimpfungen zu entstören, da der Ausschlag sich nicht bessert. Ende März beginnt sie mit dem potenzierten Grippeimpfstoff in der bekannten Weise mit einer Serie 30K-, 200K-, MK- und XMK-Potenzen an vier Tagen. Nach der 30K-Potenz bekommt sie einen Tag lang ein feuerrotes Gesicht, woraufhin die Urticaria sich langsam bessert. Weil sie stark reagiert und sich nach der Einnahme der Serien jeweils Besserungen einstellen, werden sie viermal mit einem Zwischenraum von zwei Wochen gegeben. Während der Einnahmen fühlt sie sich immer recht schlapp und hat an einem Tag Lähmungserscheinungen in den Beinen. Nach drei Monaten ist sie „auf wunderliche Weise geheilt", wie sie es selbst ausdrückt. Ihre Müdigkeit und die Urtikaria sind völlig verschwunden, und der Durchfall hat sich wesentlich gebessert. Auch die Muskelschmerzen, die Rückenschmerzen und die Schmerzen in der rechten Hüfte sind verschwunden, obwohl der Rheumatologe ihr versichert hatte, dass kein Zusammenhang mit der Grippeimpfung bestehen könne, da sie nicht gegen Hühnereiweiß allergisch sei. Die beiden letzten Menstruationen sind auch schmerzlos verlaufen. Sie hat sich auch in Absprache mit ihrem Hausarzt und ihrem Psychotherapeuten dagegen entschieden, in ein Zentrum für geistige und psychische Unterstützung zu gehen, da sie sich nun auch psychisch viel besser fühlt.

Auch aus dieser Krankengeschichte wird ersichtlich, dass es für eine dauerhafte Gesundheit wichtig ist, Dinge zu vermeiden, die unseren Energiehaushalt durcheinanderbringen. Wenn nötig, muß das energetische Gleichgewicht im Nachhinein wiederhergestellt werden.

In diesem Fall erwies sich die Grippeimpfung als Übeltäter, der eine ganze Reihe von körperlichen, aber auch psychischen Beschwerden nach sich zog. Wieder einmal zeigt sich die hervorragende Heilwirkung des potenzierten Stoffes, der die Störung verursacht hatte. Und in diesem spezifischen Fall konnte auch wieder die tiefere Ursache der Beschwerden ausfindig gemacht werden.

Die sogenannte Legionärskrankheit

Fall 12

Johan meldet sich im August 1993 beim Marinekorps an. Am 13. August bekommt er einen Mendel-Mantoux*, am 20. August eine DTP- und eine Typhusinjektion und am 16. September eine Typhus-Auffrischung. Daraufhin baut er allmählich immer weiter ab, wie er es selbst beschreibt. Er ist erschöpft, hat ernsthafte Konzentrationsschwierigkeiten, ist sehr vergeßlich und leidet an Überlastungserscheinungen des linken Knies.

Vor allem abends bekommt er Bauchschmerzen, Sodbrennen und Herzklopfen. Bereits nach drei Monaten wird er frühzeitig entlassen. Danach kehrt er zu seinem vorigen Arbeitgeber zurück, aber an Arbeiten ist eigentlich gar nicht zu denken. Eineinhalb Jahre kränkelt er so vor sich hin und muß schließlich im Sommer 1995 krank geschrieben werden. Ein Rheumatologe erklärt ihn jedoch für „kerngesund". Daraufhin sucht er im alternativmedizinischen Sektor nach Hilfe und landet schließlich in meiner Praxis.

Er berichtet, dass er sich den ganzen Tag lang fühlt, als ob er Grippe hätte, enorm schwitzt, viel trinken und sehr häufig Wasser lassen muß. Abends ist er völlig erschöpft. Er fühlt sich sogar zu schwach zum Motorradfahren. Nach einem Bier bekommt er Bauchkrämpfe und fühlt sich unwohl. Die Ursache seines Problems ist mit größter Wahrscheinlichkeit in den Impfungen zu suchen. Eine andere Erklärung ist einfach nicht denkbar. Die Behandlung wird mit einer 30K-Potenz von Typhus begonnen und endet am vierten Tag mit der XMK-Potenz, was keinerlei Verbesserung bringt. Drei Wochen später nehmen wir uns die DTP-Impfungen vor und geben an vier aufeinanderfolgenden Tagen den potenzierten Impfstoff von 30K bis XMK, jedoch auch dies ohne jeglichen Erfolg. Weil der größte Verdacht nach wie vor einer der beiden Impfungen gilt, wiederhole ich beide Serien noch einmal, aber ohne Ergebnis. Daraufhin bleibt nur noch der Mendel-Mantoux. Direkt nach der Serie dieser potenzierten Tuberkulose-Antikörper fühlt sich Johan besser und ist in der Lage, wieder ganztags zu arbeiten. Obwohl es ihm wesentlich besser geht, ist er noch lange nicht wieder der Alte. Darum wird die Mendel-Mantoux-Serie noch mehrere Male wiederholt, jeweils im Abstand von drei Wochen. Es ist zu erwarten, dass er hierdurch wieder gesund wird.

Dabei bekommen unzählige Kinder weltweit in ihren ersten Lebenstagen eine BCG-Impfung*, die viele Male stärker ist als der Mendel-Mantoux!

In den Niederlanden wird die BCG-Injektion nicht verabreicht, wobei dies das Land mit der niedrigsten Tuberkuloserate ist.

Es mag deutlich geworden sein, dass diese Methode gute Heilungschancen für all diejenigen Militärangehörigen bietet, die an der Legionärskrankheit leiden.

Aus dem obigen Fall kann jedoch nicht der Schluß gezogen werden, dass nur der Mendel-Mantoux für die Legionärskrankheit verantwortlich sein kann.

Bei jedem einzelnen Patienten muß herausgefunden werden, welcher Impfstoff oder welches Medikament (möglicherweise verursacht auch Lariam* ähnliche Krankheitserscheinungen) für die Beschwerden verantwortlich ist.

Das akute Impfschaden-Syndrom

Fall 13

Das Mädchen Ragma ist ein Jahr alt. In den frühen Morgenstunden des 4. Mai 1992 bekam ich einen Anruf ihres sehr besorgten Vaters, da Ragma schwer krank zu sein schien. Ragmas Eltern sind beide homöopathisch geschulte Hausärzte und sind über die Risiken von Impfungen unterrichtet. Sie wollten ihre Tochter später als gewöhnlich und nur teilweise impfen lassen, um die mit Impfungen verbundenen Gefahren so weit wie möglich abzuwehren. Da die Eltern gerne weite Reisen unternehmen, entschlossen sie sich, Ragma mit dreizehn Monaten eine DTP-Impfung zu geben. Bis zu diesem Zeitpunkt war Ragma ein gesundes Kind. Sie hatte vielleicht ab und zu etwas Husten, welcher jedoch immer von selbst wieder verschwand. Am Tag nach der Impfung wurde Ragma schlapp und lustlos. Eine Woche später bekam sie Husten mit Brechreiz und 38–39°C hohes Fieber. Außer der Brust, die sie noch ein Mal täglich bekam, wollte sie weder essen noch trinken. Sie wurde nachts häufig wach und schlief erst gegen fünf Uhr morgens richtig ein. Sie weinte viel, vor allem nachts. Nach vier Tagen fiebrigen Hustens gaben die Eltern ihr Thuja in einer C1000-Potenz, worauf sie aber nicht reagierte. Ihr Zustand verschlechterte sich, und am fünften Tag ihrer Krankheit konnte man deutliche Anzeichen einer Lungenentzündung feststellen. Ihre Temperatur war inzwischen auf 39,5°C gestiegen, sie aß und trank nicht mehr und mußte sich beim Husten übergeben. Ihre Eltern sahen die Gefahr der Austrocknung und fürchteten, dass das Kind ins Krankenhaus eingewiesen werden müßte. Der Hausarzt des Mädchens hielt eine sofortige Antibiotikakur für unumgänglich.

Beim daraufhin stattfindenden Telefonat am 4. Mai mit dem Vater rate ich ihm, dem Kind sofort den DTP-Impfstoff in einer 200K-Potenz zu geben, und zwar in Wasser aufgelöst, einen Teelöffel stündlich. Wir vereinbaren, dass ich mir Ragma am späten Nachmittag noch anschaue. Ihr Zustand ist im Grunde noch unverändert. Am linken Lungenflügel ist zweifelsohne ein Knarren* hörbar, Ragma zeigt zwar noch keine Anzeichen von Austrocknung, ist aber sehr krank. Wir vereinbaren, die Behandlung in der Nacht fortzusetzen und am nächsten Morgen erneut einen Entschluß zu fassen. Am nächsten Morgen rufen mich die Eltern freudestrahlend an. Ragma hat besser geschlafen, ihre Temperatur beträgt 37,9°C, sie hustet wesentlich weniger, muß nicht mehr erbrechen und ist viel aktiver. Die Behandlung wird weitergeführt (jede Stunde ein Schlückchen DTP-200K). Noch einen Morgen später ist Ragma wieder spring-lebendig. Das Fieber ist weg, sie hat wieder Appetit und trinkt wieder. Ihre

Gesichtsfarbe ist wieder normal. Sie erhält keine Medikation mehr, und ihre Lungen heilen problemlos.

Ich wagte es, Ragma auf diese Weise zu behandeln, weil ich inzwischen viel Erfahrung in der Behandlung von Impfschäden mit den potenzierten Impfstoffen habe und deshalb Vertrauen zu dieser Methode fassen konnte. Antibiotika hätten in diesem Falle vermutlich zu spät ihre Wirkung gezeigt, so dass Austrocknung und Einweisung ins Krankenhaus unvermeidlich gewesen wären. Der homöopathische Impfstoff hingegen heilte nicht nur auf effektive Weise das Impfschaden-Syndrom, sondern stärkte auch wieder ihre Abwehrkräfte.

Verhaltensstörungen und Stimmungsveränderungen

Es ist einleuchtend, dass ein erkältetes Kind, das Juckreiz hat oder schlecht hört, missmutiger, weinerlicher und somit anstrengender sein wird als ein gesundes Kind. Wir sehen jedoch immer wieder Kinder, die nach einer Impfung Verhaltensweisen zeigen, welche nicht einfach als Unruhe gedeutet oder als "Zappelphilipp" beschrieben werden können.
Bis heute hat niemand Störungen dieser Art ernsthaft Aufmerksamkeit geschenkt, abgesehen von einer Handvoll "Eingeweihter" die den Verdacht hatten, dass Impfungen auf Verhaltensweisen Einfluss haben können.

Nach der „Entschärfung" von Impfschäden bekomme ich immer wieder von Eltern zu hören, ihr Kind sei so wie früher: „Mein(e) Sohn/ Tochter ist wieder genauso lebensfroh wie vor den Impfungen. Er/ sie beklagt sich überhaupt nicht mehr; es ist jetzt ein reines Vergnügen, sich mit ihm / ihr zu beschäftigen, war es doch zuvor eine Last geworden." Bezeichnenderweise sind die Eltern in den meisten Fällen wegen körperlicher Beschwerden vorsprachig geworden, nicht wegen Verhaltensauffälligkeiten. Generell sucht kaum jemand wegen der Verhaltensstörungen seines Kindes den Arzt auf, und wenn doch, so wird die Ursache des Problems niemals mit Impfungen in Zusammenhang gebracht. Ich bin davon überzeugt, dass kindliche Verhaltensstörungen auf zweierlei Ursachen zurückzuführen sind: erstens Stoffwechselstörungen mit Kohlehydraten und zweitens Impfungen. (Die Ergebnisse einer Studie zum erstgenannten Thema, mit dem ich mich derzeit beschäftige, werden in Kürze veröffentlicht.)

Fall 14

Jürgen ist hierfür ein Beispiel. Als seine Mutter ihn zum ersten Mal in meine Sprechstunde bringt, ist er genau ein Jahr alt. Seit dem Alter von drei Wochen ist er ununterbrochen erkältet. Er war ein liebes, ruhiges Kind. Das hörte auf, als er ein halbes Jahr alt war: plötzlich wurde er unruhig und angespannt. Häufig fiebert er einen Tag lang, was in dem Jahr schon ungefähr zehn Mal vorgekommen ist. Die Mutter meinte, es sei, als ob er ein anderes Kind geworden wäre. Er erfreute sich an nichts mehr, wollte zum Beispiel nicht mehr auf dem Schoß sitzen, um ein Lied zu hören oder zu spielen.

Seine Impfungen hatte er nach Aussage der Mutter wie vorgesehen bekommen, ohne irgendeine Reaktion zu zeigen. Nur nach der vierten DPTP/HIB-Auffrischung vor einem Monat hatte er einen Tag lang Fieber. Außergewöhnliche Schwierigkeiten bereitet ihm das Zahnen; er bekommt dann hohes Fieber und Durchfall. Seine Erkältung ist von viel wässrigem Nasenschleim, Röcheln und Pfeifen begleitet. „Irgendetwas hört man immer bei ihm", berichtet die Mutter. Seitdem er ein halbes Jahr alt ist, bekommt er außer der Flaschennahrung auch Obstsaft und Gemüse.

Was mag dem Kind nur fehlen?
Erkältet ist er ja schon, seitdem er drei Wochen alt ist, was vermutlich auf eine schwache Abwehrkraft und eine Neigung zu Infekten hindeutet. Auffällig ist an seiner Krankengeschichte der Charakterwandel mit sechs Monaten. Theoretisch könnte dies an der veränderten Ernährung liegen, aber es ist sehr unwahrscheinlich, dass dies eine derartige Wesensveränderung hervorrufen kann. Dagegen könnte wohl ein Impfschaden-Syndrom die Erklärung sein. Dass Jürgen

keine einzige Reaktion auf die verschiedenen Impfungen gezeigt hat, ist eher ein Hinweis auf seine schwache Abwehr, als ein Zeichen für die Harmlosigkeit der Impfstoffe. Das bedeutet für Jürgen aller Wahrscheinlichkeit nach, dass die Veränderung seines Charakters wieder aufgehoben werden kann, wenn wir ihm eine Serie potenzierter DPTP/HIB-Impfstoffe geben. Seine geringe Abwehrkraft, die sich in seiner chronischen Erkältung widerspiegelt und aus der Zeit vor den Impfungen stammt, ist ein anderes Problem, das wir gesondert angehen müssen.

Nach der 30K-Potenz der DPTP/HIB-Serie, die er abends vor dem Zubettgehen bekommt, weint er nachts vier Stunden lang unaufhörlich und ist am nächsten Tag auffallend fröhlicher. An dem Tag bekommt er auch Durchfall. Diese Potenz wird ein paar Tage später wiederholt, und danach wird die ganze Serie gegeben. Drei Wochen später sehe ich Jürgen wieder. Seine Mutter erzählt, dass sich sein Verhalten auf wundersame Weise verbessert hat. Er ist jetzt ein viel fröhlicheres Kind, kommt wieder auf den Schoß und zeigt echte Freude, zum Beispiel beim Wiedersehen der heimkehrenden Eltern. Er spielt jetzt fröhlich und springt nicht mehr von einer Sache zur anderen. Auch seine Unruhe ist verschwunden. Seit der Behandlung hat er jedoch oft Durchfall und schläft sehr schlecht. Er wird nachts wach und will spielen, als ob er die verlorene Zeit nachholen wollte. Wenn die Mutter weggeht, fängt er an zu protestieren.

Auf die erneute Verabreichung einer Serie potenzierter DPTP/HIB-Impfstoffe reagiert er drei Tage lang mit 40°C Fieber, einer Triefnase, Husten und Augenentzündung. Danach hat er fast ununterbrochen Durchfall, verweigert die Nahrungsaufnahme und ist wieder permanent erkältet. Es folgt eine Phase großer körperlicher Schwierigkeiten, wie problematisches Zahnen, Röcheln und Pfeifen in der Brust. Es scheint, dass ihn noch etwas anderes als die Impfungen quält, und ich gehe dazu über, ihn aufgrund seiner Krankheitssymptome mit Cuprum metallicum zu behandeln, woraufhin er schließlich auch seine körperliche Gesundheit wiedergewinnt.

Der Durchfall verschwindet, er schläft wieder durch, die Erkältungen und Augenentzündungen heilen aus und Jürgen ist wiederhergestellt.

Fall 15

Lisette fällt – trotz präventiver Gabe von DTP 200K zwei Tage vor der Impfung und am Tag der Impfung selbst – nach der DTP-Auffrischung mit vier Jahren in ihrer Entwicklung sehr zurück. Sie ißt schlecht, ist sehr müde und reagiert mit Babyverhalten, möchte gefüttert werden und will wieder aus dem Fläschchen trinken. Sie legt sich viel auf den Boden, hat ein verstärktes Zärtlichkeitsbedürfnis, ist extrem schmerzempfindlich, schlapp und lustlos. Ich gebe ihr eine ganze Serie potenzierter DTP-Impfstoffe (30K-, 200K-, MK- und XMK-Potenz) an vier Tagen. Daraufhin sind die Beschwerden wie weggeblasen und das Mädchen entwickelt sich weiterhin wieder ausgezeichnet.

Fall 16

Lottes Mutter ruft mich am 20. November 1995 an, da ihr vierjähriges Töchterchen in den Sommerferien Husten bekommen hat. Darüberhinaus ist das Kind sehr müde und nicht mehr fröhlich. Die Beschwerden halten immer noch an, und die Mutter äußert die Vermutung, dass es am außergewöhnlich heißen Wetter liegen könnte, und an der Tatsache, dass Lotte die Vorschule besucht**. Auf weitere Fragen meinerseits stellt sich heraus, dass Lotte am 26. Juni eine DTP-Injektion bekommen hat, ohne direkt darauf erkrankt zu sein. Der Husten fing ungefähr eine Woche später an. Daher ist die wahrscheinlichste Ursache in der DTP-Injektion auszumachen, und nicht in der Hitze oder in der Einschulung. Ich behandle sie mit einer Serie DTP-30K bis -XMK an vier Tagen. Zehn Tage später, am 30. November, berichtet mir die Mutter am Telefon, dass alle Beschwerden weg sind. Lotte hustet nicht mehr und ist wieder das fröhliche, aktive Kind von einst. Lotte hatte nach der dritten Dosis (DTP-MK) 38,5°C Fieber bekommen. Nach einem Tag Pause wiederholten wir diese Dosis, und als diese keine Reaktion mehr hervorrief, gaben wir dem Kind einen Tag später die letzte Dosis (DTP-XMK).

** Anm.d.Übersetzerin: In den Niederlanden beginnt die Schulzeit mit vier Jahren.

Fall 17

Joery (zwei Jahre alt) war bis vier oder fünf Monate nach einer MMR-Impfung ein nettes problemloses Kind. Dann änderte sich sein Verhalten völlig. Er wurde sehr aggressiv, aufbrausend, knallte seinen Kopf gegen den Boden, schlug andere Kinder und auch sich selbst. Das ganze Familienleben wird durch sein Benehmen beeinträchtigt. Im Alter von nur zwei Jahren und drei Monaten wird er vom Kinderarzt zum Psychotherapeuten geschickt. Nach einer Behandlung mit potenziertem MMR-Impfstoff normalisierte sich sein Verhalten völlig. Er hörte auf, sich und andere Kinder zu schlagen; auch das Kopfschlagen verschwand sofort. Er wurde ungefähr zwei Wochen nach der MMR-Auffrischung mehrmals rückfällig, aber sein Verhalten normalisierte sich stets nach einer Gabe von potenziertem MMR. Schließlich blieben die Rückfälle aus, und Joery war wieder das freudige, nette Kind von einst.

Fall 18

Norbert, zweieinhalb Jahre alt, Diagnose aller Wahrscheinlichkeit nach ADHS, ist äußerst ruhelos, unbeherrschbar, sehr aggressiv gegenüber anderen Kindern, schlägt, kneift, tritt und schubst sie. Während seiner ersten drei Lebensmonate weinte er unaufhörlich, ein enger Kontakt war kaum möglich. Schon im Bauch seiner Mutter war er unruhig gewesen und hatte ihr zwei geprellte Rippen zugefügt. Er ist blass, sehr offen, redet ununterbrochen, fasst alles an, ist unfähig sich zu konzentrieren und hat unkontrollierte Zornausbrüche. Von Anfang an lehnt er jeden emotionalen Kontakt ab, sitzt nie auf dem Schoß seiner Mutter. Norbert neigt zu Infektionen. Er hat acht Antibiotikabehandlungen erhalten. Seine wiederkehrenden Mittelohrentzündungen begannen im Alter von vier Monaten; mit eineinhalb Jahren wurden seine Rachenmandeln entfernt. Beide Elternteile wurden vier Jahre zuvor mit Tropenimpfstoffen, namentlich DTPol, Gelbfieber und Hepatitis A geimpft, was wiederum das frühzeitige Auftreten der Probleme, vor seinen eigenen Impfungen, erklärt. Auf jede Impfung, mit denen im Alter von zwei Monaten begonnen wurde, reagierte er mit hohem Fieber. Zwei Tage nach der MMR-Impfung entwickelte Norbert eine akute Entzündung seines

Hüftgelenks, die rasch mit Antibiotika bekämpft wurde. Die homöopathische Behandlung wurde mit drei Behandlungszyklen MMR begonnen, jedoch ohne Erfolg. Dann folgten die Gaben von DPT-Pol/HIB in aufsteigenden Potenzen, die ihn vollständig veränderten. Er hatte eine Hautreaktion, die dem Nesselfieber ähnelte, und einen sehr faulig und bitter riechenden, lockeren Stuhl. Seine Aggressionen verschwanden fast gänzlich, er ist jetzt viel ruhiger, fröhlich und sanft und sitzt auf dem Schoß seiner Mutter, um sie zu küssen und mit ihr zu kuscheln, was er nie zuvor getan hatte. Norbert ist entspannt und auch nicht mehr hyperaktiv. Seine Mutter beschreibt ihn als ein vollkommen verändertes Kind.

Behandlung des verschleppten Impfschaden-Syndroms

Fall 19
Diese Krankengeschichte handelt von der achtunddreißigjährigen Mutter Ralfs (siehe Fall 13). Sie ging 1983 mit achtundzwanzig Jahren nach Indonesien und bekam zweimal eine Cholera-, DTP- und Typhoid-Impfung und einmalig Gammaglobulin. Seitdem ist sie müde, hat stumpfes Haar bekommen, ihr Gedächtnis hat sich sehr verschlechtert, ebenso wie ihre Gemütsverfassung. Sie kann sich schlecht konzentrieren und fühlt sich ständig unter Druck; sie hat Angst, nicht rechtzeitig mit den Dingen fertig zu werden. Ihre sexuelle Energie ist auch verschwunden. Ihr Zustand hat sich langsam aber stetig verschlechtert. Sie hat auch ständig Muskelschmerzen. Sie fing an, mehr zu essen und hat zehn Kilogramm zugenommen. Seitdem ist ihr Stuhlgang dünn. Sie ist fast ständig erkältet. Wenn ihre Kinder z. B. eine Erkältung haben, steckt sie sich sofort an. Sie sagt: „Du weißt, dass dieser Zustand deinen Charakter und Energiezustand verändert hat, aber du hast keine Kraft, etwas dagegen zu tun. Mit den Kindern bin ich zu Ihnen gekommen, aber ich wäre nie um meiner selbst Willen gekommen." Zehn Jahre nach ihren Ferien in Indonesien wird ihr Sohn Ralf mit einem Kaiserschnitt geboren, wobei sie unter Vollnarkose gesetzt wird. Danach hat sie zwei Fehlgeburten und einmal eine Ausschabung, wiederum unter Narkose, wonach sich ihr Gedächtnis

und ihre Konzentrationsfähigkeit noch mehr verschlechtern.

Ich gebe ihr zuerst eine Serie Nux vomica in den Potenzen 30K bis XMK, um die negativen Effekte der Narkosen aufzuheben. Daraufhin geht es ihr sichtlich besser, ihr Energieniveau steigt und ihre Kopfschmerzen machen ihr nicht mehr zu schaffen. Sie hat sogar wieder in der Sonne sitzen können, ohne feuerrote, hervortretende Adern und Kopfschmerzen zu bekommen. Ihre Gemütsverfassung hat sich stark verbessert, doch ihr Gedächtnis und ihre Konzentrationsfähigkeit bleiben schlecht. Eine wiederholte Gabe von Nux vomica bringt keine weitere Verbesserung mehr.

Im Juni 1995 beginne ich dann mit dem Unschädlichmachen der Impfstoffe, was im September 1996 noch nicht beendet ist. Ihre Heilung verläuft ganz allmählich, und es treten manchmal starke Erstverschlimmerungen auf. Es zeigt sich, dass die Typhoidimpfung für ihre Beschwerden veranwortlich ist. Sie reagiert zwar immer noch heftig auf den potenzierten Impfstoff, kommt aber jedesmal einen Schritt weiter. Ihr Gedächtnis hat sich schon wesentlich verbessert; sie hat sichtlich an Energie gewonnen. Sie sagt: „Ich habe meine Willenskraft wieder zurückgewonnen und bin ein anderer Mensch geworden. Wenn ich an den Zeitraum vor der Behandlung denke, kommt es mir vor, als ob ich hinter einem Schleier gelebt hätte; ich machte alles aus der Routine heraus. Der Nebel ist verschwunden. Meine Konzentrationsfähigkeit ist wieder besser, ich bin wieder imstande, ein Buch zu lesen, und habe auch wieder Freude am Studium. Was ich gelernt habe, bleibt auch besser hängen. Ich habe das Gefühl, zehn Jahre nachzuholen. Morgens, wenn ich aufstehe, fühle ich mich auch wieder fit, während ich in all den Jahren schon morgens erschöpft war.

Fall 20

Ein anderes Beispiel ist ein siebzehnjähriges Mädchen mit einem Nesselausschlag (Urticaria) im Gesicht, das mir von meinem Kollegen überwiesen wurde. Auf der Suche nach Heilung geht sie schon ihr Leben lang vergeblich von einem Arzt zum anderen. Auf die Frage meines Kollegen, seit wann der Hautausschlag schon bestehe, berichtet die Mutter des Mädchens, dass er nach der ersten DPTP-Impfung entstanden sei, als die Tochter drei Monate alt war, also vor siebzehn Jahren. Sie bekommt demnach eine Serie DPTP-Impfstoffe in den Potenzen 30K, 200K, MK und XMK an vier aufeinanderfolgenden Tagen. Der Ausschlag löst sich innerhalb von vierzehn Tagen einfach in Luft auf. Seit neun Monaten ist er nicht zurückgekehrt.

Fall 21
Jochem, 16 Jahre, Diagnose ADHS-ASS, begann im Alter von neun Jahren nach der MMR- und DTPol-Impfung depressiv zu werden. Zuvor war er ein ruhiger und netter Junge ohne schulische Probleme. Nach dieser Doppelimpfung wollte er nicht mehr zur Schule gehen, klagte über Kopf- und Bauchschmerzen, wurde aggressiv, verhielt sich unbeholfen und unsicher gegenüber anderen Kindern, fühlte sich müde, hatte keinen vernünftigen Tag-/Nachtrhythmus, schwänzte die Schule, schloss sich in seinem Zimmer ein und verbarrikadierte die Türe. Während der Pubertät tat er was er wollte, und lehnte jegliche elterliche Kontrolle ab. Er war sehr unruhig und hatte Schwierigkeiten einzuschlafen. Oft war er geistesabwesend, unzugänglich und leicht irritierbar. Jochem wurde mit Ritalin behandelt, was sein Benehmen in der Schule erträglicher machte. Nach der Behandlung mit potenziertem DPTol- und MMR-Impfstoff wurde er viel ruhiger, ein normaler Heranwachsender, besonders nach der Gabe von potenziertem MMR-Impfstoff. Er konnte das Ritalin absetzen. Er kann sich wieder besser konzentrieren und zeigt auch kein aggressives Verhalten mehr.

Herabsetzung der körperlichen Abwehrkräfte

Fall 22
Patrick ist neun Monate alt, als ich ihn zum ersten Mal sehe. Er ist ständig erkältet und hat dabei grünen Nasenschleim. Schon von Geburt an atmet er unregelmäßig, aber mittlerweile ist seine Atmung schwer und röchelnd geworden. Die Mutter hatte nach viereinhalb Monaten zu stillen aufgehört. Zu dieser Zeit hat auch sein Ekzem am

Ellenbogen und in den Kniekehlen begonnen, das mit Cortisonsalbe* behandelt wurde. Seine Impfungen hat er planmäßig gehabt, also mit drei, vier und fünf Monaten. Acht bis zehn Tage nach der ersten DPTP/HIB-Impfung bekommt er Bronchitis mit Husten, wogegen ihm der Hausarzt Antibiotika verschreibt. Seitdem ist er verschleimt und hat eine röchelnde Atmung. Nach der zweiten DPTP/HIB-Impfung bekommt er eine starke Erkältung. Die dritte Auffrischung wird aufgeteilt, erst kommt die DPTP-Impfung und vierzehn Tage später die HIB-Impfung, was weitaus weniger heftige Reaktionen verursacht. Im Frühjahr hatte er noch eine Augenentzündung mit grünem Eiter. Als er in meine Praxis kommt, hat er eine linksseitige Mittelohrentzündung. Er bekam insgesamt drei Penicillinkuren, auf die er jedesmal mit Ausschlag reagierte. Zur Zeit nimmt er zwei-mal täglich Becotide* ein. Er schwitzt sehr stark. Meine Behandlung beginnt mit einer Serie potenzierter HIB-Impfstoffe, eine Woche danach folgt eine Serie DPTP, vierzehn Tage später eine DPTP/HIB-Serie. Nach fünf Wochen beim nächsten Termin ist noch keine Besserung sichtbar. Von der letzten Serie hat er nur die 30K-Potenz eingenommen; er hat gerade eine Mittelohrentzündung mit 40,6° C Fieber hinter sich, wofür der Hausarzt eine Penicillinkur verordnete. Und doch scheinen die Impfungen die einzig mögliche Erklärung für seine Beschwerden zu sein. Diese werden offenbar noch durch ein anderes Ungleichgewicht überdeckt. Innerhalb der Homöopa-thie weiß man, dass verschiedene Störungen immer der Reihe nach behandelt werden müssen, das heißt, immer in der umgekehrten chronologischen Reihenfolge. Offenbar stellen die Antibiotikakuren ein Problem für sich dar, wodurch der Junge nicht auf die von mir begonnene Therapie ansprechen kann. Darum gebe ich ihm zuerst eine Serie Penicillin (in den Potenzen 30K, 200K, MK und XMK), wobei er auf die MK-Potenz mit zwei Tagen gelbem Nasenschleim und trockenem Husten reagiert. Danach wird die XMK-Potenz gegeben, und der gelbe Nasenschleim verschwindet völlig. Zwei Wochen später bekommt er die Serie der potenzierten DPTP/HIB-Impfstoffe, wonach sich sein Zustand verbessert. Einen Monat spä-ter ist er gesund. Seine Erkältung ist verschwunden und er röchelt nicht mehr.

Fall 23

Ein anderes Beispiel geschwächter Abwehrkräfte ist Hanneke. Sie ist sechs Monate alt, als sie zum ersten Mal in meine Sprechstunde kommt. Vor zwei Monaten ist sie erstmalig erkältet gewesen, gefolgt von einer rechtsseitigen Mittelohrentzündung und einer Bronchitis, wogegen sie ein Antibiotikum verschrieben bekam. Eine Woche später hat sie eine beidseitige Mittelohrentzündung; ihre Bronchitis dauert an, woraufhin sie erneut eine Antibiotikakur bekommt. Seitdem hat sie aufgrund verschleimter Lungen eine pfeifende Atmung. Auf meine Fragen hin stellt sich heraus, dass alles nach der dritten DPTP-Auffrischung angefangen hat. Diesen Impfstoff bekommt sie an vier aufeinanderfolgenden Tagen in den Potenzen 30K, 200K, MK und XMK. Daraufhin überwindet sie die Mittelohrentzündung, den Pfeifton in der Brust und die Bronchitis, aber die Erkältung bleibt. Das Mädchen hat nun auch innerhalb kurzer Zeit angefangen zu krabbeln, zu sitzen und zu stehen. Jetzt erst zeigt sich, dass sich ihre Entwicklung unbemerkt verzögert hatte.

Hinter ihrem linken Trommelfell ist noch Flüssigkeit, und bei einem Hörtest zeigt sich, dass sie links fast nichts und rechts nur schlecht hört. Sie zahnt, was ihr viel Schmerzen bereitet und sie weint nachts häufig. Sie ist immer noch verstört. Da sich die Symptome des Impfschaden-Syndroms noch nicht alle gegeben haben, gebe ich ihr Ende Februar noch einmal eine Serie DPTP-30K, -200K, -MK und -XMK. Daraufhin hört ihre Erkältung auf. Ihr Gehör funktioniert wieder perfekt, und ihre Gemütsverfassung ist ausnehmend gut. Hanneke ist wieder so gesund wie vorher, ihre Widerstandskraft wiederhergestellt.

Fall 24

Ellen ist elf Monate alt, als ich sie Mitte Februar kennenlerne. Von Geburt an ist sie immer wieder erkältet. In ihren ersten Lebenswochen hat sie abends immer geweint, wahrscheinlich wegen Darmkrämpfen. Mit fünf Monaten hat sie zwei Wochen lang heftigen, wässrigen, spritzenden Durchfall. Mit acht Monaten hat sie zum ersten Mal eine Mittelohrentzündung mit eitrigem Ausfluß und über 40°C Fieber. Dafür bekommt sie erstmals Antibiotika. Innerhalb der nächsten zwei Monate bekommt sie noch viermal eine Mittelohrentzündung, zuletzt mit Brechreiz, wässrigem Durchfall und erhöhter Temperatur bis 38,6°C. Ellen ist ein schwungvolles, aufgewecktes Kind. Sie ißt und schläft gut. Wenn sie krank ist, riecht sie säuerlich. Sie hat drei DPTP-Impfungen bekommen, ohne darauf nur im geringsten zu reagieren. Mütterlicherseits kommen relativ häufig Mittelohrentzündungen und Magen-Darmstörungen in der Familie vor. Die zunächst unabhängig von Impfungen begonnene homöopathische Behandlung brachte keinen Erfolg. Am 15. April bekommt Ellen die vierte DPTP-Auffrischung; vierzehn Tage später bekommt sie wieder eine Erkältung, hustet und ist verschleimt, bekommt eine eitrige Augenentzündung, ißt weniger, weint abends und bekommt zum Schluß wieder eine Mittelohrentzündung. Als ich sie Anfang Juni mit beidseitig nässenden Ohren, Schnupfen und Augenentzündung in meiner Praxis sitzen sehe und die Einzelheiten zu hören bekomme, wird mir klar, dass es sich um ein Impfschaden-Syndrom handelt. Ich verschreibe ihr die DPTP-Impfstoffe in der 30K-, 200K-, MK- und XMK-Potenz für vier aufeinanderfolgende Tage. Am 20. Juli ruft mich die Mutter an, um mir zu sagen, dass das Kind „noch nie zuvor so gesund" gewesen sei. Es sei nichts mehr zurückgeblieben und jedermann sei erstaunt über ihr Wohlergehen. Einen Rückfall hat es nicht gegeben.

Asthma, Asthmatische Bronchitis, Chronische Bronchitis, Lungenentzündung

Die geschilderten Erkrankungen kommen sehr häufig vor. Ihre merklich ansteigende Verbreitung unter Kleinkindern könnte mit den vielen Impfungen zusammenhängen, die sie schon im zarten Alter verabreicht bekommen[9]. Die Anzahl der Kinder, die fortwährend erkältet sind und häufig Hals-/Nasen-/Ohrenentzündungen oder Atemwegsinfektionen haben, nimmt kontinuierlich zu. Oft angeführte Begründungen, wie Luftverschmutzung oder Ansteckung in Kinderkrippen und Kindergärten, bieten meiner Meinung nach keine zufriedenstellende Erklärung.

Ein Kind muß sich auf seine körperliche Widerstandskraft verlassen können. Eine unkomplizierte, gelegentliche Erkältung ist völlig normal. Immer mehr Kinder kämpfen jedoch mit chronischen oder immer wieder auftretenden Infektionen, wofür sie jedesmal Antibiotika bekommen.

Fall 25

Francis ist hierfür ein Beispiel. Sie ist fast zwei Jahre alt und hat Beschwerden der Atemwege. Sie hat bei jeder Erkältung starke Atemnot, und das seit einer Woche nach der zweiten DPTP-Impfung. Daher bekommt sie DPTP-30K, -200K, -MK und -XMK an vier Tagen hintereinander. Nach der letzten Potenz weint sie abends vor dem Einschlafen, was sie vorher noch nie getan hatte. Sie hat panische Anfälle. Vier Tage später ist sie erkältet, schwach auf den Beinen und quengelig.

Darum gebe ich ihr die DPTP-200K als wässrige Lösung. Sie hat daraufhin zwar noch Atemnot, aber wesentlich weniger als sonst. Allmählich erholt sie sich. Bei der darauffolgenden Erkältung hustet sie zwar noch ein wenig, hat aber keine Atemnot mehr. Ihre letzte Erkältung verlief ohne Zwischenfälle. Francis ist nun wieder im Gleichgewicht und weist keinerlei Beklommenheit mehr auf.

Fall 26

Ein anderes Beispiel ist Walter. Er ist vierzehn Monate alt, als ich ihn zum ersten Mal in meiner Sprechstunde sehe. Als er drei Monate alt war, hatte er eine Lungenentzündung, die mit Penicillin kuriert wurde, aber er hustet seitdem. Er bekommt jetzt schon ein Jahr lang dreimal täglich 2,5 ml Deptropin*, aber seine Hustenanfälle hören nicht auf, weder tagsüber noch nachts. Die Vermutung eines ISS drängt sich auf, aber die Mutter versichert mir, dass der Junge die Lungenentzündung vor der ersten DPTP-Impfung gehabt habe.

Auf die DPTP- und HIB-Impfung hat er kaum reagiert. Aufgrund seiner Symptomatik verschreibe ich ihm ein bestimmtes homöopathisches Mittel, worauf er nicht anspricht. Zwei Wochen später ruft mich die Mutter an und teilt mit, dass sie im Babybuch nachgelesen habe, dass Walter vier Tage nach der ersten DPTP-Impfung an der Lungenentzündung erkrankt sei. Sofort bekam das Kind dann die Serie der DPTP-Potenzen von 30K bis XMK an vier aufeinanderfolgenden Tagen, und eine Woche später war sein Husten völlig verschwunden; die Deptropin-Medikation wurde schnellstens abgebaut. Ein Jahr Husten und Deptropin-Einnahme wurden hiermit beendet.

Fall 27

Joop ist eineinhalb Jahre alt. Mit vierzehn Monaten wurde er gegen MMR geimpft. Eine Woche später bekommt er eine Erkältung mit pfeifender Atmung. Von der DPTP-Impfung und den Auffrischungen hatte er wenig gemerkt. Nach einer Penicillinkur scheint er wiederhergestellt zu sein, aber nach einem Monat bekommt er wieder eine Erkältung mit Pfeifton in der Lunge. Er bekommt von mir drei Tage lang die 200K-Potenz der MMR-Impfung. Sein Zustand verbessert sich daraufhin, aber nicht völlig. Nach einer Serie MMR-200K, -MK und -XMK gesundet er vollkommen, und seine Beschwerden kehrten auch nicht mehr zurück.

Hautkrankheiten

Als Folgeerscheinung von Impfungen kommen Hautkrankheiten als Anzeichen eines inneren Ungleichgewichts häufig vor. Diese Beschwerden verschwinden nach der Behandlung mit den potenzierten Impfstoffen vollständig, oft sogar nachdem sie bereits jahrelang bestanden haben. So geschah es, dass ein siebzehnjähriges Mädchen durch die homöopathischen Potenzen der DPTP-Impfstoffe ihren Nesselausschlag (Urticaria) im Gesicht verlor, siehe Fall 20.

Fall 28

Frits ist fünf Monate alt, als er zum ersten Mal in meiner Sprechstunde erscheint. Er hat seit sechs Wochen ein „konstitutionelles Ekzem", das auf seiner rechten Wange begann und sich dann über seinen ganzen Körper ausbreitete. Er kann kein einheimisches Obst vertragen und hat eine Kuhmilcheiweißallergie. Genau einen Monat vor dem Ausbruch seines Ekzems hat er seine erste DPTP-Impfung bekommen und vor genau zwei Tagen die Auffrischung. Ich verschreibe ihm die Serie DPTP-Potenzen von -30K bis -XMK. Nach der dritten, der MK-Potenz, bekommt er Fieber, woraufhin die letzte Potenz aufgeschoben wird. Das Ekzem wird danach schnell besser. Vierzehn Tage später bekommt er noch die XMK-Potenz, wonach sich das Ekzem völlig auflöst. Wegen eines leichten Rückfalls bekommt er einen Monat später diese Serie noch einmal, woraufhin das Ekzem endgültig abheilt.

Fall 29

Bert ist acht Monate alt. Die ersten drei Monate war er ein gesundes Kind. Seit der ersten DPTP/HIB-Impfung hat er ein Ekzem in der Ellenbeuge, auf dem Rücken, den Schultern und den Beinen. Zwischen der ersten und der zweiten Auffrischung erkrankt er an Windpocken. Nach der zweiten DPTP/HIB-Auffrischung verschlimmert sich sein Ekzem sehr, es verwandelt sich in ein feuchtes Ekzem mit starkem Juckreiz. Seit der ersten Impfung ist er auch chronisch erkältet und atmet, nach Aussage der Mutter, immer so, als ob er heiser wäre. Er hat auch zweimal eitrig entzündete Augen gehabt. Die Diagnose des Kinderarztes lautet „Konstitutionelles Ekzem" und er empfiehlt, es dünn mit Hormonsalbe einzucremen.

Meine Behandlung beginnt mit den potenzierten DPTP/HIB-Impfstoffen (30K bis XMK) an vier aufeinanderfolgenden Tagen. Gleich nach der ersten Potenz bekommt Bert hohes Fieber, und das Ekzem verschlimmert sich, vor allem das auf dem Rücken. Die höheren Potenzen werden vorerst nicht gegeben. Nach einem Tag ist das Fieber von selbst gesunken, und die 30K-Potenz wird einen Tag später wiederholt. Da keine Erstverschlimmerungsreaktion mehr auftritt, werden die weiteren Potenzen wie geplant eingenommen.

Zwei Wochen später geben wir Bert noch eine Serie Varicellinum (Windpocken), um eine eventuelle energetische Ungleichgewichtung durch die Windpocken wieder auszugleichen. Hierauf zeigt Bert keine Erstverschlimmerung. Ungefähr fünf Wochen nach Beginn der Therapie beginnt sein Ekzem zu verschwinden, und zwei Wochen später hat er eine reine Haut. Seine Atemwege sind frei, und er ist nicht mehr erkältet. Darüber hinaus ist er auch nicht mehr hyperaktiv, er hat sich besser im Griff, und sein aufbrausendes Temperament hat sich gelegt; auch wachsen seine Haare und Nägel wieder sichtlich schneller als vorher. Seine Augen sondern morgens noch etwas Eiter ab. Deshalb bekommt er zwei Monate nach Beginn der Behandlung eine Serie DPTP/HIB-Potenzen. Wenn dieses Symptom etwas mit den Impfungen zu tun hat, müßte es durch diese Behandlung ebenfalls aufgehoben werden. Nach sechs Wochen scheint dies tatsächlich der Fall zu sein, und Bert ist wieder gesund.

Fall 30
Ein weiteres Beispiel ist Jupp. Er ist zweieinhalb Jahre alt, als ich ihn zum ersten Mal in meiner Sprechstunde sehe. Sein juckender Hautausschlag macht ihm arg zu schaffen, vor allem nachts. Er wird jede Nacht zwischen halb elf und elf Uhr wach, wenn er sich im Schlaf die Haut aufgekratzt hat, sein Ekzem rot ist und näßt. Danach wacht er noch einige Male auf und ist dann nur mit etwas zu Trinken zu beruhigen. Die ganze Sache hat schon einen Monat nach seiner Geburt mit roten Pickeln am ganzen Körper angefangen.
Der Hausarzt verschrieb eine Cortisonsalbe, die nicht viel half. Im Alter von drei Monaten, nach der ersten DPTP-Impfung, wurde sein Ausschlag heftiger, fleckig und juckte stärker, so dass er die befallenen Stellen aufzukratzen begann. Die Eltern hatten bereits einen homöopathischen Arzt aufgesucht, als Jupp ein Jahr alt war, aber nach jedem Mittel bekam Jupp Erstverschlimmerungsreaktionen ohne Verbesserung. Daraufhin holten die Eltern den Rat einer Diätberaterin ein, aber auch ohne Erfolg.
Jupp ist entsprechend dem üblichen Schema geimpft worden und hat, außer mit der Verschlimmerung seiner Hautempfindlichkeit, kaum auf die Impfungen reagiert. Auch in diesem Fall ist es ratsam, schrittweise vorzugehen und zuerst die Impfungen unschädlich zu machen. Es ist nämlich so, dass die Behandlung der Problematik lediglich Verschlimmerungen verursacht, wenn die Impfstoffe ein Störfaktor bleiben. Der Weg zu einer schnellen Gesundung des Kindes ist dann blockiert. So verhielt es sich vermutlich bei dem Homöopathen, bei dem Jupp im Alter von einem Jahr in Behand-

lung war. Aus diesem Grund beginnt die Behandlung mit einer Serie MMR-Impfstoffpotenzen (30K, 200K, MK und XMK) an vier aufeinanderfolgenden Tagen, woraufhin der Junge schon vom ersten Tag an ruhiger wird, ruhig schläft und Juckreiz und Ausschlag sich verringern. Außerdem weint er nicht mehr, wenn er nachts wach wird und muß auch nicht mehr trinken. Der nächtliche Durst war nach der MMR-Impfung entstanden. Nach zwei Wochen bekommt er noch die homöopathische DPTP-Serie, woraufhin er noch mehr zur Ruhe kommt und das Ekzem weiterhin zurrückgeht. Vier Wochen nach dem ersten Termin sehe ich ihn wieder und setze die Behandlung nun mit einem grundlegenden Mittel fort, um seine Veranlagung zu Ekzemen endgültig zu heilen.

Entwicklungsstörungen bei Kindern

Wir sehen oft Kinder, deren zuvor normale körperliche, geistige und seelische Entwicklung plötzlich stagniert. Die Gewichtskurve des Kindes sinkt merklich, und die Entwicklung verläuft von dem Moment der Impfung an verzögert. Weder die Eltern noch die konsultierten Ärzte wissen, was mit dem Kind los ist. Irgendetwas stimmt mit dem Kind nicht, und jegliche Therapie versagt.

Fall 31
Lieke ist ein solches Kind. Sie ist jetzt fast zwei Jahre alt. Mit ca. drei Monaten bekam sie an der Brust ihre ersten Ekzemstellen, und jetzt hat sie Ekzeme in den Armbeugen, an den Beinen und auf den Wangen. Sie hat viel Speichelfluß und entzündete Augen mit grünem Eiter. Hinzu kommt ein ständiger Schnupfen mit grünem Schleim. Das alles weist auf einen Mangel an Widerstandskraft hin. Sie ist sehr verspannt und Lieke kann immer noch nicht laufen. Sie krabbelt auch erst seit einigen Monaten. Seit fast einem Jahr hat sie jede Woche Krankengymnastik, wo sie ununterbrochen weint, sodass man sich dort keinen Rat mehr mit ihr weiß. Sie hat auch große Verdauungsschwierigkeiten; sie muß sehr stark pressen, obwohl der Stuhl eher weich ist. Sie bekommt immer noch

hauptsächlich pürierte Nahrung und würgt, wenn sich kleine Bröckchen darin befinden. In ihrer sprachlichen Entwicklung ist sie weit zurück. Sie wurde programmgemäß geimpft und hat sowohl nach den DPTP/HIB-Impfungen als auch nach den MMR-Impfungen jedesmal einen Tag lang Fieber gehabt. Alle oben aufgeführten Gegebenheiten deuten darauf hin, dass es sich um ein Impfschaden-Syndrom handelt (das mit drei Monaten beginnende Ekzem, die eitrig entzündeten Augen, der grünliche Nasenschleim ab dem dritten bis fünften Monat, schwache allgemeine Abwehrkräfte und die Stagnation in der motorischen, wie der geistigen Entwicklung). Obwohl wahrscheinlich die DPTP/HIB-Impfung der Übeltäter ist, empfiehlt es sich, mit der MMR-Impfung zu beginnen. Diese könnte als Blockade fungieren, wenn eine Art Stapelungseffekt stattgefunden hat. Also erhält Lieke zuerst die MMR-Serie (30K, 200K, MK und XMK) an vier aufeinanderfolgenden Tagen, worauf sie sichtlich fröhlicher wird und gleichzeitig eine starke Erkältung mit wässriger Ausscheidung bekommt, was ein Zeichen für einen innerlichen Aufräumprozess sein mag. Zwei Wochen später erfolgt die Serie potenzierter DPTP/HIB-Impfstoffe, wieder an vier aufeinanderfolgenden Tagen. Sie trinkt daraufhin mehr, und ihr gesundheitlicher Zustand beginnt sich allmählich zu bessern. Als ich sie nach sechs Wochen wiedersehe, hat sie sich völlig verändert. Sie ist wesentlich fröhlicher und unternehmungslustiger geworden, kann nun wieder spielen, und das nächtliche Weinen hört auf. Früher ging sie von einem Spielzeug zum anderen und wollte immer mit der Mutter zusammen spielen, während sie sich jetzt eine halbe Stunde lang intensiv mit etwas beschäftigen kann. Ihre Verspannung hat sich auch weitgehend gelöst. Bei der letzten Krankengymnastik war das Erstaunen groß. „Das hätte schon vor einem Jahr geschehen sollen!" lautete der Kommentar. Ihre Motorik hat sich sehr entwickelt: Sie steht oft freihändig, läuft mit einem Laufwägelchen und an der Hand und fängt jetzt an zu klettern. Es vollziehen sich jetzt erst Entwicklungschritte, die vor einem Jahr hätten stattfinden müssen. Das Mädchen ist nun mehr aktiv und geht auf die Welt zu. Sie jammert auch nicht mehr so viel nach dem Motto: „Ich will ja, aber ich kann nicht."

Sie genießt es, selbst zu spielen und läßt sich auch nicht mehr alles von ihrem älteren Bruder abnehmen. Ihre körperlichen Beschwerden sind zum größten Teil verschwunden und nach einer Wiederholung der potenzierten DPTP/HIB-Impfstoffe kann die Behandlung erfolgreich abgeschlossen werden.

Fall 32

Ein weiteres Beispiel ist Tim. Seine Mutter ruft mich eines Aprilmorgens an, weil ihr zehn Monate altes Kind 40°C Fieber hat. Tim ist offenbar schon seit seiner dritten DPTP-Impfung im Januar erkältet. Die ersten Impfungen waren unproblematisch gewesen, aber seit der zweiten Auffrischung hat seine Entwicklungslinie eindeutig einen Knick nach unten gemacht. Er ist niedergeschlagen und inaktiv und ist drei Monate lang überhaupt nicht größer geworden. Auch seine Fingernägel und Haare wachsen nicht mehr. Tim schläft viel und tut kaum etwas aus eigenem Antrieb heraus. Einst war er ein fröhliches Kind, wohingegen er jetzt mißmutig geworden ist. Im Januar konnte er schon sitzen, aber seither fällt er immer wieder um. Ich rate der Mutter, ihm die potenzierten DPTP-Impfstoffe in der 200K-Potenz als wässrige Lösung zu geben. Am nächsten Tag ist das Fieber gesunken, und die Medikation wird noch einen Tag lang fortgesetzt. Eine Woche später sehe ich Tim in meiner Praxis und er ist wieder der Alte. Er ist gutgelaunt, hat angefangen zu krabbeln und sitzt wieder normal, sodass seine Mutter ihn im Kindersitz auf dem Fahrrad mitbringen konnte. Er ist wieder aktiv und seiner Mutter ist aufgefallen, dass seine Nägel und Haare wieder angefangen haben, zu wachsen. Die Erkältung ist vorbei. Auch seinen Wachstumsrückstand holte er in der darauffolgenden Zeit schnell wieder auf.

Fall 33

Robbert verkörpert das genaue Abbild eines Kindes, dem wir in letzter Zeit häufig begegnen. Bis zum Alter von eineinhalb Jahren ist er ein nahezu problemloses, gesundes Kind, das sich normal entwickelt. Dann geraten nicht nur seine normalen Fortschritte ins Stocken, in vielfältiger Art und Weise ist seine Entwicklung sogar rückläufig. Seine harmonisch verlaufende Sprachentwicklung verliert sich; er wird ungeschickt und zeigt viele Verhaltensauffälligkeiten. Wenn er aufgeregt ist, schlägt er mit den Händen, läuft auf den Zehenspitzen, kann völlig außer Kontrolle geraten, reagiert übersensibel auf Geräusche und schlussendlich schwindet jeglicher Blickkontakt wie auch seine Wachsamkeit und Fröhlichkeit. Es ist für mich gut vorstellbar, das bei ihm mit dreieinhalb Jahren Autismus diagnostiziert wird. In seiner Vorgeschichte gibt es gleichwohl einige Anzeichen dafür, dass sein Gleichgewicht schon vor dieser Zeit gestört war. In seinem ersten Lebensjahr erkrankte er mehrmals an einer Mittelohrentzündung, litt unter schwerer Verstopfung, wogegen gelegentlich Microlax eingesetzt wurde, und unter asthmatischer Atmung, die ab dem ersten Lebensjahr präventiv mit Ventolin und Pulmicort behandelt wurde. Bereits jeder Fließschnupfen verursacht Komplikationen. Mit eineinhalb Jahren wird ihm in Verbindung mit einer Mandeloperation ein Paukenröhrchen gelegt. All dies weist darauf hin, dass die frühen Impfungen in diesem Fall ursächlich sein könnten. Daher beginne ich seine Behandlung mit einer systematischen Entgiftung aller Impfstoffe die er bislang erhalten hat. Zuerst Neisvac-C (Meningococ-C) in vier Potenzen, wie üblich jede Potenz zweimal in einem zweiwöchigen Behandlungszeitraum. Nach einer einwöchigen Pause fahre ich mit MMR für einen Zeitraum von vier Wochen fort, und zum Schluß die am meisten suspekte Impfung DTPer/HIB, ebenfalls im vierwöchigen Behandlungsschema. Nach drei Monaten ist das erste Entgiftungsintervall abgeschlossen. Wie erwartet, löste das DTPer/HIB-Schema die stärkste Reaktion aus. Sein Verhalten verschlimmerte sich, und er zeigte sich extrem gereizt. Die Ergebnisse sind aber dennoch sehr zufriedenstellend. Die markanteste Verbesserung liegt im sprachlichen Bereich. Er kann nun Sätze mit bis zu fünf Wörtern bilden, und seine Auffassungsgabe hat sich außerordentlich verbessert. Sein Blick ist offener und sein Umgang mit anderen Kindern sozialer geworden. Mittlerweile hat er sich zum gelehrigsten Kind seiner Gruppe entwickelt. Es wird eine zweite Behandlung mit DTPer/HIB begonnen, wiederum im Zeitraum von vier Wochen. Danach begann er tatsächlich, sich sprachlich selbst auszudrücken und sein Wortschatz vergrößerte sich wesentlich. Sein Immunsystem ist nun viel stärker. Der präventive Einsatz von Ventolin und Pulmicort wurde beendet, und bei einer Schnupfennase treten keinerlei Komplikationen mehr auf. Seine Verstopfung hat sich ebenfalls gebessert, ist aber nicht ganz verschwunden. Er benutzt seine Spielsachen ihrer Bestimmung entsprechend; seine Phantasie hat sich enorm entwickelt. Robberts Zwangsvorstellungen haben sich fast gänzlich verloren. Sein Allgemeinzustand ist nun wieder nahezu normal.

Fall 34

Kars ist ein Kind von drei Jahren und sechs Monaten, ohne Diagnose. Seine Mutter hat die Erfahrungen mit ihrem Sohn von Anfang an niedergeschrieben. Sie schreibt folgendes:

„Mit elf Monaten bist du ein sehr zorniger kleiner Junge, obwohl du in den ersten Monaten solch ein fröhliches, kleines Kind warst, dass alles klaglos hingenommen hat. Du greifst nach allem, doch sobald du etwas in die Hände bekommst, wirfst du es weg. Du musst immer bis an die Grenzen gehen, es gibt kein Mittelmaß. Woher kommt diese große Wut? Mit zwei Jahren begannst du andere Kinder zu schlagen und zu treten. Manchmal sitzt du stundenlang auf dem Sofa und starrst mit ziellosem, glasigem Blick vor dich hin. Der Umgang mit dir ist so schwierig, aber ich weiß, das tief in deinem Innersten immer noch irgendwo der nette, kleine Junge ist, der du einmal warst."

Bis zu seinem vierten Lebensmonat war seine motorische Entwicklung normal, dann gab es jedoch kaum noch Fortschritte. Er versteifte zusehends und war nicht mehr fähig im Arm seiner Mutter zu liegen. Mit zwanzig Monaten begann er auf den Fußspitzen zu laufen. In diesem Fall ist es nicht schwer eine Verbindung zwischen seinen Problemen und einer vorausgegangenen Impfung zu diagnostizieren. Mit jeder DPTP/HIB-Impfung wurden die Reaktionen heftiger. Noch zwei Tage nach der vierten Impfinjektion trat ein untröstliches Weinen auf, dazu hohes Fieber von 40°C und schließlich das Schlagen mit den Händen. Nach der MMR-Impfung wurde seine Haut blaß, und es bildete sich ein blaugrauer Ring um seinen Mund. Kars Gemütsverfassung verschlechterte sich immer mehr. Er ist ängstlich, überempfindlich für Geräusche und zeigt den typischen Mangel an Abwehrkräften, der nach Impfungen weit verbreitet ist. Als Folgeerscheinungen treten Husten, rasselnde Atmung, entzündete Augen, Lungenentzündung (RS-Virus), Mittelohrentzündung, chronische Grippe und Mandelentzündung (mit Tonsillektomie im Alter von 27 Monaten) auf. Nach nur einer Behandlung mit dem potenzierten MMR-Impfstoff über einen vierwöchigen Zeitraum, beschreibt ihn seine Mutter als nicht wiederzuerkennen: Er ist fröhlich und singt, der Alptraum ist vorbei. Eine zweite Behandlung mit potenziertem MMR, DPTP/HIP und BCG-Impfstoffen bringt keine wesentlichen Veränderungen. Zwei Jahre später geht es dem Jungen immer noch gut. Es gibt keine weiteren Infektionen, seine Gemütsverfassung ist stabil, er ist aktiv und entwickelt sich ohne Probleme. Noch immer bekommt er von Zeit zu Zeit Wutanfälle, aber sein beständiger Zorn ist verschwunden. Eine Behandlung mit potenziertem MMR-Impfstoff genügte, um die geistige und körperliche Gesundheit dieses kleinen Jungen wieder herzustellen.

Fall 35

Willy ist ein Kind von zweieinhalb Jahren, mit einer Diagnose von PDD (tiefgreifendem Autismus). Im körperlichen und geistigen Bereich zeigt sich eine starke Entwicklungsverzögerung. Er spricht überhaupt nicht, schlägt mit dem Kopf, kreischt anstatt zu weinen und schlägt mit den Händen. Willy lebt in seiner eigenen, für andere unzugänglichen Welt. Seine Beschwerden begannen nach der vierten DPTP/HIB-Impfung im Alter von elf Monaten. Nach der ersten Injektion hatte er drei Tage lang hohes Fieber von 40°C. Trotz der vorliegenden Diagnose Autismus, bekam er im Alter von 14 Monaten eine MMR-Impfung. Nach einer ersten Behandlung mit potenziertem MMR-Impfstoff zeigt sich keine Veränderung, doch

nach der Behandlung mit potenziertem DPTP/HIB-Impfstoff voll-
zieht sich ein enormer Wandel. Er reagiert deutlich auf äußerliche
Anreize, seine Muskelspannung ist viel besser, und er beginnt auch
zu laufen, obwohl der Kinderarzt voraussagte, dass er nie laufen
können würde. Auf andere Kinder reagiert er ängstlich, während er
sie zuvor gar nicht wahrgenommen hatte. Das Kopfschlagen hörte
ganz auf, der Blickkontakt ist besser geworden, und er geniesst es
auch wieder, liebkost zu werden. Seine Sprache hat sich bis zum jet-
zigen Zeitpunkt nicht wirklich verbessert, er spricht nur drei Wörter.

Worterklärungen

ADHS	Aufmerksamkeits-Defizit-Hyperaktivitäts-Störung
ASS	Autismus-Spektrum-Störung
Atrovent	Mittel zur Erweiterung der Atemwege
BCG-Impfung	Impfung gegen Tuberkulose
Becotide	Inhalierpulver auf der Basis des Hormons Beclometason als Entzündungshemmer bei Asthma
Bricanyl	Medikament zur Erweiterung der Atemwege
Clamoxyl	Antibiotikum
Cortisonsalbe	hormonhaltige Salbe
Cytomegalie-Virus	Virus, das oft chronische Beschwerden verursacht
Deptropine	Niederländisches Mittel gegen Austrocknung bei Durchfall und Erbrechen
DES-Tochter	Kind einer Mutter, die in der Schwangerschaft Diethylstilbrestol einnahm, was sich als schädlich für das Kind erwies
Dioralyte	Niederländisches Mittel gegen Austrocknung bei Durchfall und Erbrechen
DPTP-Impfung	Mehrfachimpfung gegen Diphterie, Keuchhusten (Pertussis), Tetanus und Polio (letztere nur in Deutschland oral, nicht aber in den Niederlanden; Anmerkung der Übersetzerin)
Doppelblindstudie	Untersuchung, in der die Experimentalgruppe das zu testende Medikament bekommt und die Kontrollgruppe ein Placebo, wobei weder die Testpersonen, noch die Untersuchungsleiter bis zur Auswertung des Ergebnisses wissen, wer was bekam

DTP-Impfung	Mehrfachimpfung gegen Diphterie, Tetanus und Polio
DTPer-Impfung	Mehrfachimpfung gegen Diphterie, Tetanus und Keuchhusten (Pertussis)
Erythromycin	Antibiotikum
Gammaglobulin	Impfung gegen Gelbsucht (Hepatitis A)
HIB-Impfung	Impfung gegen Haemophilus Influenza B, einem Virus, das Gehirnhautentzündung verursachen kann
Knarren	Ein mit dem Stethoskop hörbares Knarren oder sogenanntes Reibegeräusch ist Zeichen einer Lungenentzündung
Lariam	Ein Mittel gegen Malaria
Mendel-Mantoux	Unter die Haut gespritzte Substanz zur Kontrolle, ob die Person Tuberkulose hat oder gehabt hat
MMR-Impfung	Mehrfachimpfung gegen Masern, Mumps und Röteln
Morbus Crohn	Chronische Darmentzündung
Placebo	Scheinmedikament
Potenziert	Siehe Kapitel „Die homöopathische Methode"
Salazopyrin	Entzündungshemmendes Mittel bei Darmentzündungen
Syndrom	Krankheitsbild, das sich aus dem Zusammentreffen verschiedener Symptome einer bestimmten Krankheit ergibt
Zaditen	Antiallergikum

Literatur

1. Cherry & al.: „Report of a task force on pertussis + pertussis immunisation". „Pediatrics" (supp) 1988

2. Johan E. Sprietsma, Ortho nummer 1, Februar 1995, S. 30

3. Dr. Jean Elmiger; La médecine retrouvée ou les ambitions nouvelles de l'homéopathie; Bron SA, Lausanne 1985

4. Zeitschrift für Jugendgesundheitsfürsorge (Tijdschrift voor jeugdgezondheidszorg), Jahrgang 26, Juni 1994, Nr.3, S.41

5. Bulletin of the World Health Organization No. 57 (5): 819-827 (1979)

6. Cody C.L., Baraff L.J., Cherry J.D., et al: Nature and rates of adverse reactions associated with DTP and DT immunizations in infants and children. Pediatrics 1981; 68:650-660

7. Wilkins J. Williams F.F., Wehrle P.F., et al: Agglutinin response to pertussis vaccine. J Pediatr 1971; 79;197-202

8. Kathleen R. Stratton, Cynthia J. Howe, Richard B. Johnston (eds): Vaccine Safety Committee, Division of Health Promotion and Disease Prevention. Institute of Medicine: Adverse Events Associated with Childhood Vaccines. Evidence bearing on Causality. National Academy Press, March 1994, 2101 Constitution Ave, N.W. Washington D.C. 20418 USA or 36 Lonsdale Rd, Summertown, Oxford OX2 7EW, UK

9. Odent, M.R.; Culpin, E.E.; Kimmel, T.; Primal Health Centre, London. Pertussis Vaccination and Asthma: Is there a link? JAMA, 1994; 272/8:592-3

10. American Institute of Medicine. Division of Health Promotion and Disease Prevention. C.P. Howson, C.J. Howe, H.V. Fineberg, editors: Adverse effects of Pertussis and Rubella vaccines. A report of the Committee to Review the Adverse Consequences of Pertussis and Rubella Vaccines. National Academy Press, Washington DC, 1991. 367 pages. Distributed by Westview Press, 36 Lonsdale Road, Summertown, Oxford OX2 7EW, UK

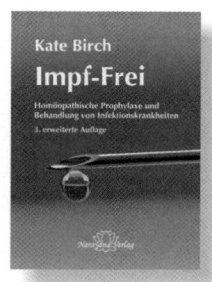

Kate Birch

Impf-Frei

Homöopathische Prophylaxe & Behandlung von Infektionskrankheiten – Ein Ratgeber für Therapeuten und Laien

416 Seiten., geb., € 39,-

Das Werk gibt einen umfassenden Überblick über bekannte Infektionskrankheiten, deren Erreger, übliche Impfungen und Behandlungen sowie die mögliche homöopathische Prophylaxe und Therapie. Dies umfasst neben den bekannten Kinderkrankheiten wie Windpocken, Masern, Röteln und Scharlach, weitere Infektionen wie Tollwut, Tetanus, Diphtherie und Tuberkulose. Einen ausführlichen Teil widmet sie auch sexuell übertragbaren Krankheiten wie Herpes, Gonorrhoe, Syphilis, AIDS und Hepatitis sowie Tropenkrankheiten. Es ist der erste Ratgeber seiner Art, der nicht nur auf potentielle Schäden von Impfungen hinweist, sondern auch mögliche Alternativen fundiert und klar verständlich erläutert. Ein sehr umfassendes Buch über ein hochaktuelles Thema.

„Das Buch verliert sich nicht im Detail – ist aber auch nicht zu oberflächlich. Ich schätze den praktischen Nutzen des Buches wirklich sehr. Es gibt genaue und konzentrierte Auskunft auch für Eltern, die sich unschlüssig sind, ob sie impfen sollen. Ich kann dieses Buch jedem Homöopathen wärmstens empfehlen."

Dr. J. Rozencwajg, Homeopathic Links

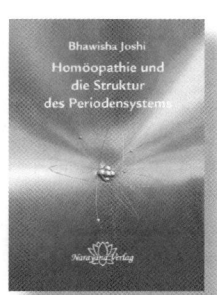

Bhawisha Joshi

Homöopathie und die Struktur des Periodensystems - Band 1

456 Seiten, geb., € 58,-

In diesem Werk beschreiben die Autoren klar und verständlich die Elemente der ersten drei Serien. Zu jedem Element haben sie eigene Fälle. Als zentrales Unterscheidungsmerkmal sehen sie das Thema „Ich und Du". Dieses Thema beginnt schon bei der Entwicklung eines Embryos im Mutterleib. Wenn ein einzelnes Ich entsteht, muss es sich abgrenzen von allem, was es nicht sein will, und in der steten Auseinandersetzung mit diesem Du wächst und entwickelt sich das Ich.

Einen gesonderten Überblick gibt es über Halogene und Edelgase, und in einem umfangreichen Extrakapitel werden die Salze behandelt. Angefügt sind zwei Kapitel über die Imponderabilien mit ihrer Ur-Polarität von Materie und Energie sowie über Positronium, die Antimaterie.

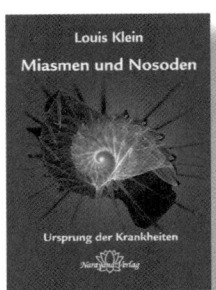

Louis Klein

Miasmen und Nosoden

Ursprung der Krankheiten

550 Seiten, geb., € 59,-

Louis Klein zählt zu den weltweit führenden Homöopathen. Sein bahnbrechendes erstes Werk über Miasmen und Nosoden wird die Homöopathie maßgeblich beeinflussen.

Ausgehend von seiner immensen klinischen Erfahrung ordnet Louis Klein viele bekannte Arzneimittel miasmatischen Zuständen zu. Ein miasmatischer Zustand wird zur zentralen Idee, um die herum sich ähnliche Mittel gruppieren. So beinhaltet beispielsweise das Tetanus-Miasma nicht nur die Tetanus-Nosode, sondern auch Arzneien wie Hypericum, Angustura, Helodrilus, Tellurium. Klinisch wird es auch mit tetanischen Syndromen, Spasmen und Konvulsionen in Zusammenhang gebracht. Diese neue Klassifikation von miasmatischen Arzneimitteln ist in höchstem Maße praktisch und eröffnet ein neues Kapitel in der Homöopathie.

In diesem ersten Band gibt Louis Klein ausführliche Informationen zu den Burkholderiales einschließlich des Keuchhusten-Miasmas; den Clostridiales und dem Tetanus-Miasma; den Corynebakterien und dem Diphtherie-Miasma; den Mykobakterien und dem tuberkulinischen sowie dem Lepra-Miasma, einschließlich der neu geprüften Arznei Johneinum, einem Mycobacterium, das mit Morbus Crohn in Verbindung gebracht wird; den Enterobacteriales mit den gesamten Bach-Paterson-Darmnosoden und dem Typhus- und Yersinia-Miasma; und schließlich zu den parasitären Protozoen mit ihren Miasmen, z. B. dem Malaria- und Toxoplasmose-Miasma.

Die gesamte klinisch relevante Information wird durch herausragende Fallbeispiele illustriert, die für sich selbst sprechen. Dieses Buch stellt gerade auch durch seine Fälle eine Klasse für sich dar. So wie Rajan Sankaran für pflanzliche Arzneimittel und Jan Scholten für das Periodensystem bekannt sind, so wird Louis Klein für die Miasmen und Nosoden bekannt werden.

„Den Nosoden haftet etwas Vages, nicht präzise Definiertes an. Lou Klein besitzt die Fähigkeit, überaus effektiv mit dieser Unbestimmtheit zu arbeiten. Er weiß, wie man die Essenz einer Arznei aus der Prüfung, der Herkunft und ganz besonders aus den Patienten zieht. Er hat die Gabe, dem Vagen eine genauere Gestalt zu geben. Dieses Buch ist das erste seiner Art, das dieses schwierige Thema mit wirklichem Erfolg umsetzt. Meiner Meinung nach ist es ein Muss für jeden Homöopathen."

Jan Scholten

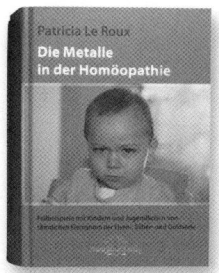

Patricia Le Roux
Die Metalle in der Homöopathie
Mit Fallbeispielen von Kindern und Jugendlichen aus der Eisen-, Silber- und Goldserie

480 Seiten, geb., € 48,-

In unbestechlicher Klarheit und Einfachheit beschreibt die beliebte Autorin alle Mittel der Eisen-, Silber- und Goldserie. Sie beginnt jeweils mit einem eindrücklichen Fallbeispiel, gefolgt von einer Essenz des Mittels sowie den wichtigsten Symptomen. Die Fallschilderungen reichen von Infekten, Ekzemen, Asthma bronchiale über Glomerulonephritis, rheumatoider Arthritis und Anämie bis zu Schulversagen, psychomotorischer Entwicklungsverzögerung, Depression und Anorexie.

Das Buch überzeugt durch seine einfache, fast abstrakte Art. Man merkt, dass die Autorin in diesen Mitteln „lebt" und sie mit Leichtigkeit und Treffsicherheit verschreibt. Nach der Lektüre freut man sich schon auf das Umsetzen in der eigenen Praxis.

„Patricia Le Roux bringt die Essenz eines Arzneimittels klar ans Licht. Sie hat die Gabe, neue homöopathische Erkenntnisse mit einzubeziehen. Und sie wendet sie mit großem Geschick bei ihren Patienten an. Hinzu kommt ihre Fähigkeit, diese Erfahrungen in kristallklaren Worten auszudrücken – all das ergibt ein Buch, das sich wirklich lohnt!" Jan Scholten

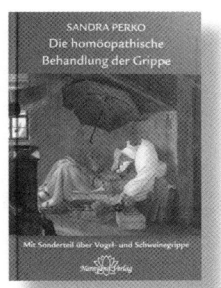

Sandra Perko
Die homöopathische Behandlung der Grippe
Mit einem Sonderteil über Vogel- und Schweinegrippe
648 Seiten., geb., € 29,-

Was die Spanische Grippe von 1918 wirklich bedeutete, zeigt Sandra Perko anhand der authentischen Schilderungen im ersten Teil des Buches. Diese Seuche forderte mehr Todesopfer als der ganze erste Weltkrieg. Gerade in dieser Zeit des Schreckens und der Hilflosigkeit bewährte sich die homöopathische Therapie hervorragend.

Das vorliegende Buch ist mit 68 homöopathischen Grippemitteln und einem über 150-seitigem Repertorium der Grippesymptome das sicherlich umfassendste Nachschlagewerk. Man kann es sowohl für leichte Grippefälle als auch bei Epidemien zu Rate ziehen.

„Wenn die Grippe ausbricht, sollte man dieses Buch zur Hand haben. Ich möchte es dann nicht vermissen!" Maria T. Bohle (Homeopathy Today)

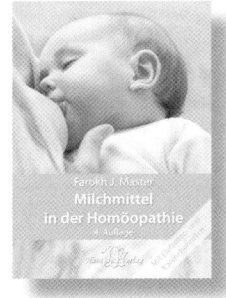

Farokh J. Master
Milchmittel in der Homöopathie

192 Seiten, geb., € 29,-   *4. Auflage 2013*

Der bekannte indische Arzt präsentiert hier das rundeste und klinisch fundierteste Werk über die Milchmittel. Mit 15 Mittelbeschreibungen ist es eine umfassende Sammlung dieser Familie. Die deutsche Ausgabe wurde gegenüber der englischen um sechs neue Mittel ergänzt. So werden hier erstmals Fälle von Seehund-, Schweine- und Eselsmilch publiziert. Alle dargestellten Mittel werden durch klinische Erfahrungen bereichert. Es werden nicht nur Prüfungssymptome aufgelistet, sondern auch der Sinn der Symptome gezeigt und differentialdiagnostische Hinweise gegeben.

Neben den allgemeinen Themen der Milchmittel folgt eine Beschreibung der Arzneimittelbilder von Lac humanum (Mensch), Lac equinum (Pferd), Lac delphinum (Delphin), Lac caprinum (Ziege), Lac leoninum (Löwe), Lac caninum (Hund) , Lac felinum (Katze), Lac vaccinum defloratum (entrahmte Kuhmilch), Lac ovinum (Schaf), Lac suinum (Schwein), Lac lupinum (Wolf), Lac asinum (Esel) und Lac phoca vitulina (Seehund).

In der dritten Auflage wurden die zwei aktuellen Milchmittel Lac loxodonta africana (Elefant) und Lac oryctolagus cuniculus (Kaninchen) ergänzt.

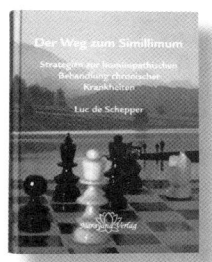

Luc de Schepper
Der Weg zum Simillimum

Strategien zur homöopathischen Behandlung chronischer Krankheiten

432 Seiten, geb., € 65,-

„Sie haben ein gutes Mittel gefunden, und dem Patienten geht es besser. Die Partie ist eröffnet - doch wie geht es weiter?

Der Autor zeigt die strategische Kunst Hahnemanns, wie man die Behandlung chronischer Krankheiten richtig beginnt, sie fortführt und bis zur Heilung vollendet.

„ ... eine ganz erstaunliche Neuerscheinung, die sich rasch als der bester Leitfaden für Lernende etablieren wird und gleichzeitig das beste Buch zur Fortbildung für erfahrene Praktiker darstellt. Der Autor hat mit äußerster Sorgfalt die Spätwerke Hahnemanns analysiert und dann seine berühmtesten frühen Nachfolger wie Lippe oder Kent und später Vithoulkas oder Sankaran im Lichte dieser Entdeckungen unter die Lupe genommen... So wird gezeigt, wie Hahnemann selbst die Potenzen wählte...

Das Buch ist außerordentlich reichhaltig und vielschichtig. Mit fundierter Sachkenntnis klärt es die kontroversen Probleme unserer Methodik. Es hat mich inspiriert, Patienten erneut zu überdenken, bei denen ich nicht vorwärts kam. Wir werden mit dieser leicht verständlichen Anleitung vielen Patienten helfen und sie rasch und sanft heilen können.“   Francis Treuherz, MA RSHom FSHom, London

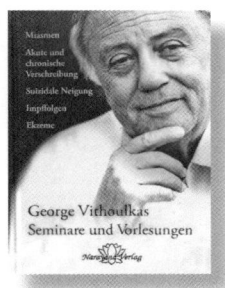

George Vithoulkas
Seminare und Vorlesungen

432 Seiten, geb., mit Goldprägung, € 27,-

George Vithoulkas hat die Homöopathie des 20. Jahrhunderts wie kaum ein anderer geprägt. Er vermag homöopathische Mittel aus einer Summe von Symptomen zu einer klaren Gestalt zum Leben zu erwecken, die man leicht und plastisch verinnerlichen kann. Dieses Buch setzt sich aus Beiträgen seiner Seminare von 1984 bis 1986 zusammen, die in England, Holland, Griechenland und den USA stattfanden.

Sie umfassen so aktuelle Themen wie AIDS und Impffolgen sowie schwere chronische Erkrankungen mit eindrücklichen Fallbeispielen von Kleinhirnentzündung, Arthritis, Kolitis und Lähmungen. Ein großes Kapitel beschäftigt sich ausführlich mit den verschiedensten Hauterkrankungen und ihrer homöopathischen Behandlung. Unter anderem werden Furunkel, Ekzeme, allergische Hautreaktionen, Psoriasis und Ichthyosis geschildert.

Ein weiterer Schwerpunkt liegt auf suizidgefährdeten Patienten, wie man diese erkennt und wie man sie behandelt. Die wichtigsten Mittel werden hierzu ausführlich differenziert. Das Buch ist eine wahre Fundgrube an praktischen Tipps und gibt eine schöne Einführung in die Arbeitsweise des homöopathischen Meisters.

Homöopathisches Seminar – Esalen Band 1

536 Seiten, geb., mit Goldprägung, € 29,-   *3. Auflage 2014*

Das vorliegende Werk ist eine Aufzeichnung des legendären Seminars von 1980 in Esalen, Kalifornien. Aus einer Fülle von detailliert geschilderten Arzneimitteln und Fallbeispielen, die sich oft übergangslos aneinanderfügen, gestaltet Vithoulkas ein äußerst spannendes, lebendiges Seminargeschehen, dem sich der Leser – wie bei einem Krimi – kaum entziehen kann. Die Fälle reichen von Enzephalitis, Lähmungen, Gonorrhoe und Asthma über Pyelonephritis und Netzhautblutungen bis zu Psychosen.

Homöopathisches Seminar – Esalen Band II

504 Seiten, geb., mit Goldprägung, € 25,-   *3. überarbeitete Auflage 2010*

Band 2 des legendären Seminars. George Vithoulkas stellt verschiedenste Fallbeispiele vor, von Prostatabeschwerden und Schilddrüsenvergrößerung über Amenorrhoe, Infektanfälligkeit, die Behandlung von Kleinkindern und Kopfschmerzen bis zu Phobien, Depressionen und Minderwertigkeitskomplexen.

Im Detail erklärt er, wie man Arzneimittelbilder studieren sollte, und erläutert dies ausführlich anhand vieler interessanter Mittel.

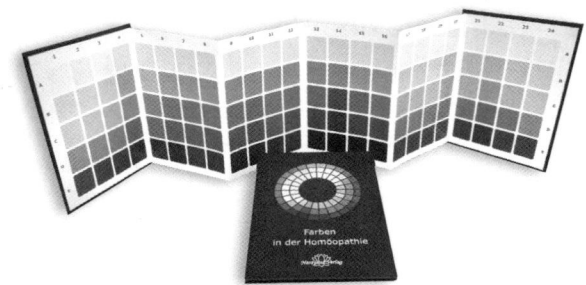

Ulrich Welte
Farben in der Homöopathie

Im Set: Farbtafeln mit 86-seitigem Heft, € 48,-

"Farben in der Homöopathie" ist ein Farbrepertorium und enthält 120 brillante Farbtafeln zur genauen Bestimmung der Farbvorliebe. Das Farbsymptom dient der verfeinerten homöopathischen Diagnostik und hat weltweit in vielen Tausenden von Fällen zur korrekten Mittelwahl beigetragen. Die Farbtafeln und das Repertorium sind als vollständiges praktisches Werkzeug konzipiert. Sie erleichtern die Differenzierung bekannter Mittel und lassen uns auch an seltene Mittel denken, die man sonst leicht übersieht. Das Werk wird weltweit als homöopathischer Farbstandard verwendet und von verschiedenen Schulen eingesetzt.

„Die Farbvorliebe ist ein Ausdruck der inneren Verfassung. Damit ist sie homöopathisch verwertbar. Sie ist ein individuelles und tiefes Symptom der Person. Meist ist sie einfach zu bestimmen. Als zusätzliche Information kann sie für jede homöopathische Richtung nützlich sein. Die Farbtafeln von Ulrich Welte sind die praktischsten, die ich bisher gesehen habe. Alle Farben sind klar und genau standardisiert, so dass sie als eindeutiger Standard verwendet werden können."

Jan Scholten

„Die Ergebnisse von Dr. H.V. Müllers Entdeckung der Farbvorliebe sind auch heute einfach einzigartig. Durch sein Lebenswerk fand ich unerwartete Wege zum Simillimum und kam zu Heilungen, die ich mit der gängigen Methode nicht erreicht habe. Das Wunder der Farbvorliebe hat mich mit großem Erfolg zu neuen Mitteln geführt, die ich früher nie verwendet hätte. Auch hat sie mir die Wahl bekannter Mittel bestätigt, bei denen ich früher gerätselt hätte, ob sie wirklich angezeigt sind."

Peter Tumminello

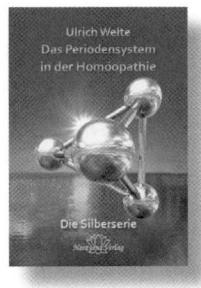

Ulrich Welte

Das Periodensystem in der Homöopathie

Die Silberserie

340 Seiten, geb., € 33,-   *2. Auflage 2014*

Mit 61 lebendigen Falldarstellungen gibt uns Ulrich Welte eine Einführung in die Serien und Stadien. Exemplarisch werden die Elemente der Silberserie dargestellt, die den Künstlern und Wissenschaftlern entspricht und vor allem neurologische Krankheitsbilder beeinflusst.

Ausgehend von der Symptomatik des Krankheitsbildes wird gezeigt, wie man typische Verhaltensweisen, auslösende Situationen, Berufe oder andere lebensbestimmende Charakteristika der Patienten in die Mittelwahl mit einbezieht. Viele neue Heilmittel sind mit der Theorie der Elemente entdeckt worden. Ferner sieht man die altbekannten Mittelbilder in neuem Licht. Man hat das Gefühl, durch die Oberflächenstrukturen der Symptome auf einen tief darunter liegenden Grund von merkwürdiger innerer Schönheit zu schauen. Das Periodensystem lebt!

„Ulrich Welte hat die Theorie der Elemente weiter entwickelt und sie in eigener Praxis zum Leben erweckt. Die Fälle zeigen, dass er das Wesen der Mittel voll erfasst hat und auch die Probleme kennt, die ihre Unterscheidung bereitet. Besonders die Kapitel über die Differenzierung der Stadien zeigen deutlich, in welcher Tiefe das Thema hier verstanden wurde. Man kann dieses Buch allen empfehlen, die einen praktischen Einstieg in die Theorie der Elemente suchen."

Jan Scholten

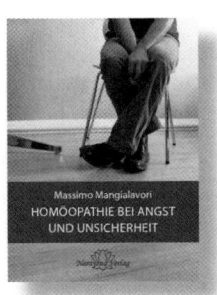

Massimo Mangalavori
Homöopathie bei Angst und Unsicherheit

468 Seiten, geb., € 55,-

Jeder kennt das Gefühl von Angst und Unsicherheit in bestimmten Situationen. Für manche steht die Unsicherheit jedoch so im Vordergrund, dass sie ihr ganzes Leben bestimmt.

Erstmalig wird dieses wichtige, aktuelle Thema aus homöopathischer Sicht so umfassend dargestellt. Der bekannte italienische Homöopath Massimo Mangialavori analysiert dabei verschiedenste Ausdrucksformen der Unsicherheit und vermag sie in seiner gewohnt brillanten und bildhaften Art homöopathischen Mitteln zuzuordnen. Detailliert werden die verschiedensten Facetten dieser Mittel anhand lebendiger Fallbeispiele herausgearbeitet. Abschließend zieht Mangialavori ausführlich Vergleiche zu weiteren Mittelgruppen wie Drogenmitteln, Lippenblütlern und Rosengewächsen. Hier kommt sein meisterlicher Umgang mit der homöopathischen Materia Medica besonders zur Geltung. Ein wertvolles Kleinod zum tieferen Verständnis dieser wichtigen Mittelgruppe.

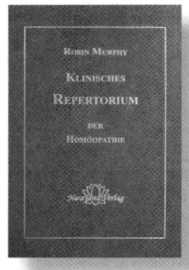

Robin Murphy
Klinisches Repertorium

2.304 Seiten, geb., € 125,-   *3. überarbeitete Auflage 2011*

Deutsche Erstausgabe des "Homeopathic Clinical Repertory", das in den USA bereits große andere Repertorien überholt hat. Ein Vorteil ist seine einfache alphabetische Struktur, die die Handhabung erleichtert und selbst Anfängern einen schnellen Zugang ermöglicht. Viele Homöopathen bestätigten uns, dass das Werk handlich und praktisch ist, und dass sie nur noch mit dem Murphy arbeiten, seit sie ihn kennengelernt haben. Vom Umfang steht es anderen großen Repertorien nicht nach (über 2.300 Arzneimittel).

Einzigartig bei diesem Repertorium ist ein klinischer Teil, der Krankheitsbilder und Diagnosen zusammenfasst, die in anderen Repertorien über die Rubriken verstreut sind. Außerdem gibt es Kapitel über Impfungen, Konstitution und Vergiftungen mit verschiedenen Substanzen und einen Wortindex, wie man es in anderen Repertorien so nicht findet. Enthält neue klinische Rubriken wie Ebola, ADHS, Chronic Fatigue und Multiple Sklerose.

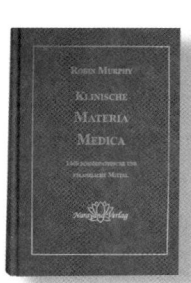

Robin Murphy
Klinische Materia Medica

1400 homöopathische und pflanzliche Mittel

2.400 Seiten, geb., € 138,-   *3. überarbeitete Auflage 2014*

Die Klinische Materia Medica ist eine der führenden Arzneimittellehren weltweit (engl. Nature's Materia Medica) Bei über 1.400 homöopathischen und phytotherapeutischen Arzneimitteln hat sie einen kompakten Umfang von 2.400 Seiten und ermöglicht somit ein rasches, gezieltes Nachschlagen. In dieser Preisklasse ist sie bezogen auf das Preis-Leistungs-Verhältnis das mit Abstand beste Werk.
Robin Murphy kombiniert Arzneimittelprüfungen mit der historischen Anwendung, der klinischen Anwendung sowie der Toxikologie. Neben Klassikern wie Clarke, Boericke und Burnett sind auch modernere Arzneimittelbeschreibungen wie z. B. von Skorpion oder Diamant integriert. Die Symptome sind nach dem gleichen alphabetischen Schema wie im Repertorium geordnet. Damit ist das Buch die ideale Materia Medica in Kombination mit Murphys „Klinischem Repertorium".

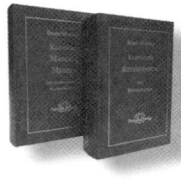

Im Set
Klinisches Repertorium & Klinische Materia Medica

Statt € 263,- nur € 245,-

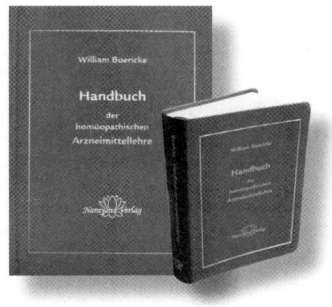

William Boericke
Handbuch der homöopathischen Arzneimittellehre

Lexikonausgabe - 752 Seiten, geb., € 35,-

Taschenbuchausgabe - 960 Seiten, geb., € 38,-

„Der Boericke" ist eine sehr umfangreiche Arzneimittellehre und seit Jahrzehnten das beliebteste homöopathische Nachschlagewerk. Die vorliegende Neuübersetzung ist die preislich günstigste und gleichzeitig umfassendste Boericke-Ausgabe.

Sämtliche kleinen Mittel, die Boericke unter anderen Mitteln nur als Querverweise nannte, wurden alphabetisch integriert. Damit umfasst der Boericke ca. 1.200 Mittel. Über 80 neue wichtige Arzneimittel wurden aufgenommen. Bei diesen Mitteln wurden auch Entdeckungen von Rajan Sankaran, Jan Scholten, Massimo Mangialavori und Louis Klein berücksichtigt. Auch wird anhand von Beispielen eine übergeordnete Sichtweise von Pflanzenfamilien, Mineralien und Tiermitteln dargestellt. Bei Pflanzen wird jedesmal die botanische Familie genannt. Ferner wird bei fast 800 Mitteln die Farbvorliebe angegeben. Allein schon dadurch ist das Werk einzigartig. Ein ideales Nachschlagewerk mit Pfiff!

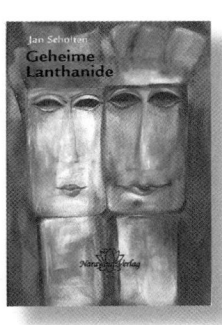

Jan Scholten
Geheime Lanthanide

560 Seiten, geb., € 75,-   *3. Auflage 2014*

Jan Scholten hat hier ein Jahrhundertwerk der Homöopathie geschrieben, das unsere Medizin ebenso nachhaltig beeinflussen wird wie das Organon. Er schenkt uns hier nicht nur den lange verborgenen Schlüssel zur therapeutischen Anwendung der Seltenen Erden, sondern präsentiert uns gleichzeitig eine abgerundete Methodik zur Mittelfindung aller anderen Elemente des Periodensystems.

Die Lanthanide werden für die homöopathische Medizin bald ebenso unersetzlich sein, wie sie es seit Jahrzehnten für die moderne Technik geworden sind. Ein Hauptthema dieser Elemente ist die Selbstbestimmung und das innere Bedürfnis nach Unabhängigkeit, was auch ein Hauptthema unserer Zeit widerspiegelt. In 79 Fallbeispielen wird gezeigt, dass viele schwer therapierbare Krankheiten unserer Zeit nun durch diese Mittel bessere Erfolgschancen haben: Autoimmunkrankheiten, Migräne, Legasthenie, zahlreiche Augenkrankheiten, chronische rheumatische Erkrankungen, Morbus Crohn und Colitis ulcerosa sind nur einige Indikationen. Ein Meisterwerk!

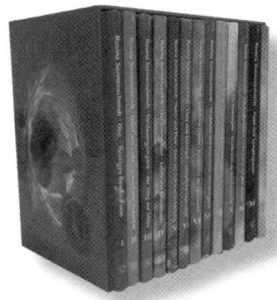

Rosina Sonnenschmidt
Set der Schriftenreihe Organ - Konflikt - Heilung in 12 Bänden plus Register
Mit Homöopathie, Naturheilkunde und Übungen

1.884 Seiten, geb., Das Set kostet (statt 13 x € 34,- = € 442,-) nur 12 x € 30,45 plus Register = € 365,-. Gegenüber dem Einzelkauf sparen Sie € 77,-.

Die Idee, ein Organsystem ganzheitlich, das heißt spirituell, mental, emotional und physisch zu betrachten, entstand aus der Erkenntnis, dass der Organismus mit seinen Synergien, Kreisläufen und Selbstheilungsprogrammen genial und weise ist. Eine Krankheit manifestiert sich gemäß dem Resonanzprinzip immer am passenden organischen Ort und vermittelt den Konflikt und die Lösung.

Jeder Band behandelt ein Organsystem: **Band 1**: Blut, **Band 2**: Leber und Galle, **Band 3**: Verdauungsorgane, **Band 4**: Das Atemsystem, **Band 5**: Nieren und Blase, **Band 6**: Herz und Kreislauf, **Band 7**: Endokrine Drüsen, **Band 8**: Weibliche und männliche Sexualorgane, **Band 9**: Gehirn und Nervensystem, **Band 10**: Sinnesorgane, **Band 11**: Gliedmaßensystem, **Band 12**: Häute und Lymphsystem.

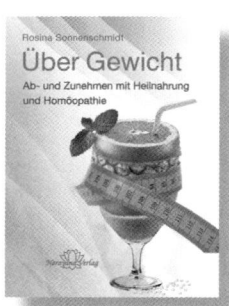

Rosina Sonnenschmidt
Über Gewicht
Ab- und zunehmen mit Heilnahrung und Homöopathie

200 Seiten, geb., € 34,-   *4. erweiterte Auflage 2013*

Bei Übergewicht empfindet man sich unbewusst als zu leicht. Es mangelt an Erdung und man beschwert sich mit materieller Nahrung. Bei Untergewicht nimmt man sich als zu schwer wahr und erleichtert sich durch Verzicht auf Nahrung.

Eine verblüffend einfache Erklärung, die sich bei der beliebten Autorin Rosina Sonnenschmidt in ihrer Praxis vielfach bewahrheitet hat.

Rosina Sonnenschmidt versteht es, eine versöhnliche Haltung des Lesers zu sich selbst anzuregen und stellt die Neigung zu viel oder zu wenig zu essen in einem ganzheitlichen Behandlungskonzept vor.

Dabei bilden Basistherapien mit Darmsanierung, Entsäuerung, rhythmischen Atemübungen und Hautpflege das Fundament. Darauf baut die Haupttherapie mit Ernährung und Homöopathie auf. Im Zentrum der Heilnahrung, rhythmisiert durch den „Lusttag" (therapiefreien Tag), stehen bewährte Ernährungsangebote mit Dampfgegartem, Rohsäften, grünen Dicksäften und Heilgetränken.

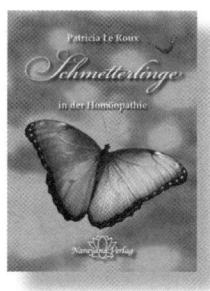

Patricia Le Roux
Schmetterlinge in der Homöopathie
13 Schmetterlinge - Prüfungen, Essenzen und Fälle

150 Seiten., geb., € 28,-

Die bekannte französische Kinderärztin Patricia Le Roux begibt sich in diesem Werk auf das fast unbekannte Territorium der Schmetterlingsmittel in der Homöopathie. Sie hat diese u. a. mit großem Erfolg bei hyperaktiven Kindern (ADHS) eingesetzt.

Ein weiteres Thema bei diesen Mitteln ist die Verwandlung, der Wunsch sich zu verkleiden – zu „verpuppen". Das Buch beinhaltet Prüfungen, Essenzen und Fälle von 13 Schmetterlingen: Kalifornischer Eisvogel, Schwalbenschwanz, Fliederspanner, Prozessionsspinner, Goldafter, Zitronenfalter, Totenkopfschwärmer, Blauer Morphofalter, Tagpfauenauge, Goldener Scheckenfalter, Großer Kohlweißling, Kleiner Fuchs und Brombeerspinner.

„Patricia Le Roux hat wieder ein hervorragendes Buch geschrieben. Das Bild der Schmetterlingsmittel tritt sehr lebendig hervor - mit einer klaren Beschreibung der Mittelessenz."

Jan Scholten

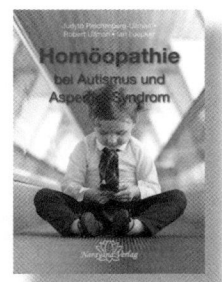

Judyth Reichenberg-Ullman / Robert Ullman / Ian Luepker
Homöopathie bei Autismus und Asperger Syndrom

320 Seiten, kart., € 24,-

Das Autismus-Spektrum ist häufiger anzutreffen, als allgemein angenommen wird. Im Prinzip sollte man bei jedem verschlossenen Kind, das auffallend intelligent wirkt, aber kein normales Gefühl für soziale Umgangsformen hat und eine besondere Einzelbegabung besitzt, an diese Diagnose denken.

Die Autoren haben sich solchen Kindern besonders gewidmet und zeigen, dass man diese Verhaltensstörungen erfolgreich homöopathisch behandeln kann. Zuerst wird gezeigt, wie man eine Verhaltensstörung aus dem Autismus-Spektrum erkennt. Dann wird die neue homöopathische Methode Rajan Sankarans beschrieben, die die ‚vitale Empfindung' als zentrale Störung hervorhebt und sich weltweit durchzusetzen beginnt. Damit ist das Buch nicht nur für die betroffenen Eltern wertvoll, sondern allen zu empfehlen, die eine allgemeinverständliche Einführung in diese „neue Methode" suchen.

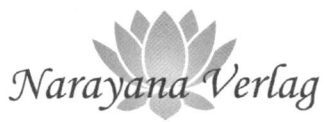

Narayana Verlag

Blumenplatz 2, D-79400 Kandern
Tel: +49 7626-974970-0, Fax: +49 7626-974970-9
info@narayana-verlag.de

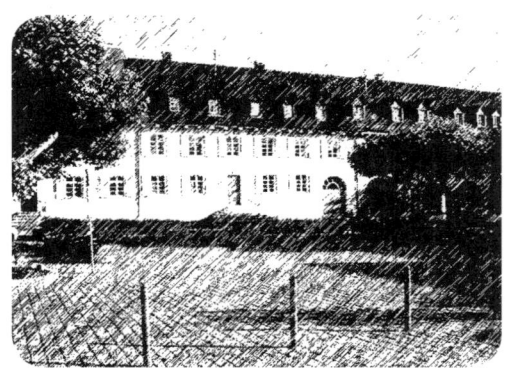

In unserer Online Buchhandlung
www.narayana-verlag.de
führen wir alle deutschen, englischen und
französischen Homöopathie-Bücher.

Es gibt zu jedem Titel aussagekräftige Leseproben.

Auf der Webseite gibt es ständig Neuigkeiten zu
aktuellen Themen, Studien und Seminaren mit weltweit
führenden Homöopathen, sowie einen Erfahrungs-
austausch bei Krankheiten und Epidemien.

Ein Gesamtverzeichnis ist kostenlos erhältlich.